U0269316

便秘防与治

刘佃温　杨会举　颜　帅　主编

河南科学技术出版社

·郑州·

图书在版编目（CIP）数据

便秘防与治 / 刘佃温，杨会举，颜帅主编.—郑州：河南科学技术出版社，2023.4
ISBN 978-7-5725-1059-5

Ⅰ.①便… Ⅱ.①刘… ②杨… ③颜… Ⅲ.①便秘-防治 Ⅳ.①R574.62

中国国家版本馆CIP数据核字（2023）第010092号

出版发行：河南科学技术出版社
　　　　　地址：郑州市郑东新区祥盛街27号　　　邮编：450016
　　　　　电话：（0371）65788613　65788629
　　　　　网址：www.hnstp.cn
策划编辑：邓　为
责任编辑：王婷婷
责任校对：张　雪
封面设计：中文天地
责任印制：朱　飞
印　　刷：河南省环发印务有限公司
经　　销：全国新华书店
开　　本：720mm×1020mm　1/16　印张：14.75　字数：228千字
版　　次：2023年4月第1版　2023年4月第1次印刷
定　　价：48 .00元

本书编写人员名单

主　编	刘佃温　杨会举　颜　帅
副主编	刘世举　周凤蕊　冀二锋　刘俊红
编　委	张新春　刘　翔　孙雅鹏　姜亚欣
	李　敏　崔世超　周晓丽　马　莉
	李　贞　李军坛　仝若平　凡会霞
	刘　畅　王　洁　高莉莉　刘思琦
	魏鹏辉　卢玉阳　王晓晓　罗彩云
	刘廷富　张　申　徐合希　杨新玉
	赵允阳

前　言

随着生活水平逐步提高，社会老龄化的加快，伴随着人们饮食结构的改变，不规律的饮食以及膳食纤维素摄入过少等因素，使便秘的发病率呈现逐年升高的趋势。便秘已经成为一个最为常见且棘手的肛肠疾患，严重危害人们身心健康，其已成为影响现代人们生活质量的重要疾病之一。对于普通人而言，偶尔便秘，问题并不太严重，及早干预即可恢复。但长期便秘给患者带来一定的困扰，造成极大的精神压力，出现一系列的后续疾病。对于便秘的治疗，许多患者仅局限于使用具有短期效果的泻剂，从而形成对这些药物的依赖，致使损伤肠道，导致病程反复迁延，便秘症状日益加重。因此，如何早期预防和科学地治疗成为改善便秘的关键问题。

古代医家中有云："大便不通，百病丛生，若要生长，肠中长清，若要不死，肠中无屎。"张仲景的《伤寒杂病论》中亦有阴结、阳结、脾约、不更衣等相关记载，并在经方中有许多行之有效的治疗方法。现代医学认为，长期便秘的患者在饮食物的吸收过程中所形成的粪便，以及氨、硫化氢、粪臭素等化学毒素等若不能及时排出体外，则会无形中加重胃肠道的负担，不仅间接损伤全身脏腑器官，更可能直接破坏胃肠道黏膜组织，诱发炎症，甚至会导致贫血以及肠癌的危险。

古人对于便秘的治疗有独特的方法。如导引法：将药物直接作用于直肠，有蜜导、香油导等；张仲景《伤寒论》中以："食蜜七合，于铜器内，微火煎当须凝如饴状，搅之勿令焦着。欲为丸，并手捻作挺，令头锐大如指，长二寸许，当热时急作，冷则硬，以内谷道中以手急抱，欲大便时乃去之。"敷贴法：将药物直接敷贴在脐部通过脐部吸收，作用于肠道，调和气血，刺激肠道的传导而达排便之目的；《普济方》："用甘遂为细末，以生面调为糊，摊纸上，掺末在上，涂脐上，以手揉按之，立通。若用田螺捣烂填脐中，亦妙。"热熨法：将药物加热后置于腹部，或利用特制的熨引器具进行热敷或往复运动，调理气机，通腑泻下；《古今医统大全》中对服药后大便仍不通者："速以盐炒热布裹熨肋下须臾

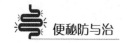

即通。"膏摩法：用相应剂型的药物作为介质进行按摩，经中药外治和按摩的双重作用，而达通便之目的；《理瀹骈文》中载："治大肠燥结，当归二两，大黄一两，芒硝、甘草各五钱，煎汤摩腹。"运动法：通过特定的运动进行调身、调息、调心，使练习者"精足""气充""神旺"，疏通人体各部分经络、增强身体各个部分软组织的生理功能，推动肠道运行，进而提高人体免疫力。以上医家均在便秘的论述和治法方药上做出了创新，中医治疗便秘思路众多，本书中有具体篇幅详细介绍。

《黄帝内经》云："上工治未病，中工治欲病，下工治已病。"这明确了未病先防，既病防变的防治原则。近年来，随着对便秘的认识、诊断以及治疗的不断深入，现代医学对于便秘的分类也逐渐明确，如慢传输型便秘、出口梗阻型便秘、混合型便秘等；祖国医学对于便秘的认识也被细化为实秘及虚秘两大证型。虽有深入的认识和发展，但还不尽完美。基于此，笔者根据几十年临床实践并查询大量文献资料，倾心编撰此作。全书以防与治为基线，系统地阐述了便秘的含义、病因、诊断、治疗以及如何进行有效的预防。本文分为六部分，前三部分为便秘的基本常识，将其病因、病机、诊断等基本知识加以介绍；第四部分为中西医治疗便秘的方式；第五、六部分详细地介绍了不同人群便秘的预防策略。本书内容翔实，通俗易懂，具有较好的临床实用性和科普性，对于从事肛肠疾病领域的临床医生、进修医师、医学生以及广大的基层医务工作者，具有一定的指导和参考价值。同时，也可作为读者自我胃肠道调养以及便秘患者家庭治疗的参考书籍。

本书内容涉及较广，文字有限，书中可能存在不少纰漏之处，敬请各位读者不吝指教，积极提出宝贵意见。

编者

2022 年 10 月

目 录

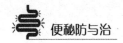

第一章
认 识 便 秘

便秘是指排便不顺利的状态，包括粪便干燥排出不畅和粪便不干亦难排出两种情况。一般每周排便少于 2 ~ 3 次（所进食物的残渣在 48 h 内未能排出）即可称为便秘。

正常人的排便习惯差别很大，这与个体差异、生活习惯尤其是饮食习惯有关。一般情况下，正常人每天排便 1 ~ 2 次，有的人 2 ~ 3 天 1 次（只要无排便困难及其他不适均属正常），但大多数人（约占 60% 以上）每天排便 1 次。

便秘是消化系统常见病症之一，在过去并不为人们所重视。在许多医学书籍中，便秘仅作为一种内科的症状加以介绍，而在治疗方面，只能局限于"头痛医头，脚痛医脚"，因此疗效不佳。

便秘是常见的多发病症。国内发病率尚无确切数字，但据报道，天津地区便秘发生率为 4.43%，与日本报道的发病率（4%）相近，上海报道老年人便秘占 35.8%。在美国，每年住院患者中约有 92 万人患有便秘，其中 1% 死于便秘或便秘相关疾病。

随着人类生活质量的提高，便秘的危害越来越受到人们的重视，患者对便秘的诊治需求日趋迫切，便秘的门诊量在显著增加。人们目前更清楚地认识到，便秘可造成机体局部的危害，直接引发肛肠疾病。例如，便秘患者因粪便干、硬，排便时引起肛管裂伤疼痛，可发生肛裂，进而引起肛窦炎、肛乳头肥大、哨兵痔、肛周脓肿、肛瘘；粪便干、硬还会引起痔出血，常呈喷射状出血，严重者可迅速出现失血性贫血等全身症状；便秘患者排便困难，

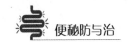

不得不久蹲强努，久之发生脱肛、直肠内脱垂、直肠前突、会阴下降等病变，这些病变又是加重便秘的因素，形成恶性循环，终致所谓的"习惯性便秘"或"顽固性便秘"；便秘使直肠内压力增高，久而导致上腹部饱胀、恶心、呃逆、反胃、下腹疼痛等；粪便在直肠停留过久，局部可发生炎症，有下坠感和排便不尽感。

综上所述，我们可以看出，便秘既是一些疾病的共同症状，又是某种独立的疾病；既是一些疾病的结果，又是一些疾病的病因，因此应当加以重视，积极防治。

第一节　您患便秘了吗？

在现代社会，随着人们生活节奏加快、饮食结构调整和社会心理压力等因素的影响，便秘已成为严重影响人们身心健康的因素之一。通过下面的评分量表（表 1–1）可以帮助您评估自己便秘的严重程度，从而指导规范化治疗。

表 1–1　便秘 Wexner 评分表

项　目	得　分	项　目	得　分
排便频率		有时	2
每 1 ~ 2 天 1 ~ 2 次	0	通常	3
每周 2 次	1	总是	4
每周 1 次	2	**疼痛：腹痛**	
每周少于 1 次	3	从不	0
每月少于 1 次	4	很少	1
困难：疼痛评估		有时	2
从不	0	通常	3
很少	1	总是	4
有时	2	**时间：在厕所的时间**	
通常	3	少于 5 min	0
总是	4	5 ~ 10 min	1
排空：不完全排空感		10 ~ 20 min	2
从不	0	20 ~ 30 min	3
很少	1	大于 30 min	4

续表

项 目	得 分	项 目	得 分
辅助：协助排便形式		超过 9 次	4
没有	0	病史：便秘持续时间	
刺激性泻药	1	0	0
手指协助或灌肠	2	1 ~ 5 年	1
失败：24 h 尝试排便失败次数		5 ~ 10 年	2
无	0	10 ~ 20 年	3
1 ~ 3 次	1	超过 20 年	4
3 ~ 6 次	2	总分：	
6 ~ 9 次	3		

注：本评分表各项得分相加得出总分，总分为 0 ~ 30 分，总分越高，表示您便秘的程度越严重，需格外引起重视。

下面这个量表可以看出便秘对您生活质量的影响。

便秘患者生活质量量表（PAC-QOL）（表 1-2）：采用 Mapi Research Trust 授权的 PAC-QOL 中文版，评定便秘患者生活质量，可反映患者的生理功能、心理功能、精神状态、社会关系和经济环境条件，能更客观真实地反映患者的状态、治疗满意度和接受度等相关内容。量表内容主要包括 28 个条目，分为四大部分，分别为生理、社会心理、担忧和满意度，代表便秘患者生活质量的 4 个领域。

表 1-2 便秘患者生活质量量表（PAC-QOL）

PAC-QOL 是反映过去 2 周内便秘对您日常生活的影响。请按每个问题，选择回答。

下列问题与便秘的症状有关。在过去的 2 周中，下面症状的严重程度或强度	一点也不	有一点	一般	比较严重	非常严重
	0	1	2	3	4
1.感到腹胀？	☐	☐	☐	☐	☐
2.感到身重？	☐	☐	☐	☐	☐
下列问题关于便秘与日常生活。过去的 2 周里有多少时间……	没有时间	偶尔	有时	多数时间	总是
	0	1	2	3	4
3.感到身体不舒服？	☐	☐	☐	☐	☐
4.有便意但排便困难？	☐	☐	☐	☐	☐
5.与他人在一起感到不自在？	☐	☐	☐	☐	☐
6.因为便秘吃得越来越少吗？	☐	☐	☐	☐	☐

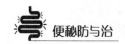

续表

下列问题关于便秘与日常生活。过去的2周里，下面问题的严重程度和强度	一点也不 0	有一点 1	一般 2	比较严重 3	非常严重 4
7. 必须关心吃什么	☐	☐	☐	☐	☐
8. 食欲下降	☐	☐	☐	☐	☐
9. 担心不能随意选择食物（如在朋友家）	☐	☐	☐	☐	☐
10. 出门在外，因在卫生间时间太长而感到不自在	☐	☐	☐	☐	☐
11. 出门在外，因频繁去卫生间感到不自在	☐	☐	☐	☐	☐
12. 总是担心改变生活习惯（如旅行、外出门等）	☐	☐	☐	☐	☐
下列问题与便秘的感觉有关。过去2周内，下面症状出现的时间频率	没有时间 0	偶尔 1	有时 2	多数时间 3	总是 4
13. 感到烦躁易怒	☐	☐	☐	☐	☐
14. 感到不安	☐	☐	☐	☐	☐
15. 总是困扰	☐	☐	☐	☐	☐
16. 感到紧张	☐	☐	☐	☐	☐
17. 感到缺乏自信	☐	☐	☐	☐	☐
18. 感到生活失去控制	☐	☐	☐	☐	☐
下列问题与便秘的感觉有关。过去2周内，下面问题的严重程度和强度	一点也不 0	有点 1	一般 2	比较严重 3	非常严重 4
19. 为不知何时排便而担心	☐	☐	☐	☐	☐
20. 担心不能够排便	☐	☐	☐	☐	☐
21. 因不排便而影响生活	☐	☐	☐	☐	☐
下列问题关于便秘与日常生活。过去2周中，下面症状出现的时间频率	没有时间 0	偶尔 1	有时 2	多数时间 3	总是 4
22. 担心情况越来越糟	☐	☐	☐	☐	☐
23. 感到身体不能工作	☐	☐	☐	☐	☐
24. 大便次数比想象的要少	☐	☐	☐	☐	☐
下列问题关于满意度。过去2周内，下面问题的严重程度和强度	很满意 0	比较满意 1	一般 2	有点不满意 3	很不满意 4
25. 对大便次数满意吗？	☐	☐	☐	☐	☐
26. 对大便规律满意吗？	☐	☐	☐	☐	☐
27. 对食物经过肠道的时间满意吗？	☐	☐	☐	☐	☐
28. 对以往治疗满意吗？	☐	☐	☐	☐	☐

注：本评分表各项得分相加得出总分，总分为 0 ~ 112 分，总分越高，表示便秘对您的生活影响越严重。

第二节 粪便与便秘

一、粪便的形成

粪便的形成过程主要是食物吸收消化最终形成糟粕的过程。人类从外界摄取营养物质作为生命活动能量的来源，人体消化系统各器官协调合作，将摄取的食物进行物理性、化学性的消化，吸收其营养物质，并将食物残渣排出体外，形成粪便。首先我们来认识一下消化系统的组成。

（一）消化系统组成

消化系统由消化道、肝、胆、胰腺器官共同组成。

消化道包括口腔、咽、食管、胃、小肠（包括十二指肠、空肠、回肠）和大肠（包括盲肠、阑尾、结肠、直肠）。在临床上，常把消化道分为上消化道（十二指肠以上的消化道）和下消化道（十二指肠以下的消化道）。

人体在整个生命活动中，必须从外界摄取营养物质作为生命活动能量的来源，满足人体发育、生长、生殖、组织修补等一系列新陈代谢活动的需要。人体消化系统各器官协调合作，把从外界摄取的食物进行物理性、化学性的消化，吸收其营养物质，并将食物残渣排出体外，这是保证人体新陈代谢正常进行的一个重要系统。

1.上消化道

上消化道由口腔、咽、食管、胃、十二指肠组成。

（1）口腔：由口唇、颊、腭、牙、舌和口腔腺组成。口腔受到食物的刺激后，口腔内腺体即分泌唾液，嚼碎后的食物与唾液混合，借唾液的润滑作用通过食管，唾液中的淀粉酶能分解部分碳水化合物。

（2）咽：是呼吸道和消化道的共同通道，依据咽与鼻腔、口腔和喉等的通路，可分为鼻咽部、口咽部、喉咽部三部分。咽的主要功能是完成吞咽这一复杂的反射动作。

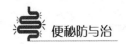

（3）**食管**：是一长条形的肌性管道，全长约 25 ~ 30 cm。食管有三个狭窄部，这三个狭窄部易滞留异物，也是食管癌的好发部位。食管的主要功能是运送食物入胃，其次有防止呼吸时空气进入食管，以及阻止胃内容物逆流入食管的作用。

（4）**胃**：分为贲门、胃底、胃体和胃窦四部分，胃的总容量约 1 000 mL。胃的主要功能是容纳和消化食物。我们日常所吃的食物中的营养成分，主要包括糖类、蛋白质、脂肪、维生素、无机盐和水，除了维生素、无机盐和水可直接吸收外，蛋白质、脂肪和糖类都是复杂的大分子有机物，均不能直接吸收，必须先在消化道内经过分解，分解成结构简单的小分子物质，才能通过消化道的黏膜进入血液，送到身体各处供组织细胞利用。食物在消化道内的这种分解过程称为"消化"。由食管进入胃内的食团，经胃内机械性消化（将食物磨碎，使食物与消化液充分混合，与消化管壁紧密接触而便于吸收）和化学性消化（通过消化腺分泌的消化液对食物进行化学分解，使之成为可被吸收的小分子物质）后形成食糜，食糜借助胃的运动逐次被排入十二指肠。胃黏膜中含有大量腺体，可以分泌胃液，胃液呈酸性，其主要成分有盐酸、胃蛋白酶原、内因子、黏液等。胃液的作用很多，其主要作用是消化食物、杀灭食物中的细菌、保护胃黏膜及润滑食物等。胃的吸收功能很小，只吸收酒精和少量水分。

（5）**十二指肠**：为小肠的起始段。相当于本人十二根手指横向并列的长度（25 ~ 30 cm），因此而得名。十二指肠呈"C"形弯曲，包绕胰头，可分为上部、降部、下部和升部四部分。其主要功能是分泌黏液、刺激胰消化液和胆汁的分泌，为蛋白质的重要消化场所。

2. 下消化道

下消化道由空肠、回肠和大肠组成。

（1）**空肠、回肠**：上端起于十二指肠空肠曲，下端至盲肠，借小肠系膜系于腹后壁，二者间无明确界限，一般是将空、回肠全长的近侧 2/5 称空肠，远侧 3/5 称回肠。空肠、回肠具有两种运动方式，一种是节段性收缩，它可以使食糜和消化液完全混合，利于消化和吸收；另一种是蠕动，其与节段性收缩联合作用，把食糜向前推进。小肠的蠕动很慢，每分钟约 1 ~ 2 cm，每个蠕动波只把食糜推进约数厘米后即消失，因此已被消化的食糜在小肠内停留时间较长（一般为 3 ~ 8 h），这对小肠的吸收很有利。

食物通过小肠后，消化过程已基本完成，留下的难以消化的食物残渣从小肠进入大肠。

（2）**大肠**：是消化道的最下段，长约 1.5 m。大肠在右髂窝处续回肠而起，止于肛门，全程围绕在空、回肠的周围。分为盲肠、阑尾、结肠和直肠四部分。大肠的主要功能是进一步吸收水分和电解质，形成、贮存、运转和排泄粪便。食物中的纤维素在胃肠内不能被消化吸收，它只能作为食物废料被输送到大肠，所以，进食富含纤维素的食物可以增加粪便量，这对于产生便意、正常排便是十分有利的。

（二）消化过程

食物的消化和吸收需要通过消化系统各个器官的协调合作来完成。

食物的消化是从口腔开始的，食物在口腔内以机械性消化（食物被磨碎）为主，因为食物在口腔内停留时间很短，故口腔内的消化作用不大。

食物从食管进入胃后，即受到胃壁肌肉的机械性消化和胃液的化学性消化作用，此时，食物中的蛋白质被胃液中的胃蛋白酶（在胃酸参与下）初步分解，胃内容物变成粥样的食糜状态，少量多次地通过幽门向十二指肠推送。食糜由胃进入十二指肠后，开始了小肠内的消化。小肠是消化、吸收的主要场所。食物在小肠内受到胰液、胆汁和小肠液的化学性消化及小肠的机械性消化，各种营养成分逐渐被分解为简单的可吸收的小分子物质在小肠内被吸收。因此，食物通过小肠后，消化过程已基本完成，留下的难以消化的食物残渣从小肠进入大肠。

大肠无消化功能，仅具有一定的吸收功能，对于未被吸收的残渣部分，消化道则通过大肠以粪便形式排出体外。消化和吸收是两个紧密相连的过程。

消化过程包括机械性消化和化学性消化两种形式。

（1）**机械性消化**：食物经过口腔的咀嚼，牙齿的磨碎，舌的搅拌、吞咽，胃肠肌肉的活动，将大块的食物变碎小，使消化液充分与食物混合，并推动食团或食糜下移，从口腔推移到肛门，这种消化过程称为机械性消化或物理性消化。

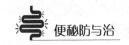

（2）**化学性消化**：是指消化腺分泌的消化液对食物进行化学分解的过程。由消化腺分泌的消化液，将各种复杂的营养物质分解为肠壁可以吸收的简单的化合物，如糖类分解为单糖，蛋白质分解为氨基酸，脂类分解为甘油及脂肪酸，分解后的营养物质被小肠（主要是空肠）吸收进入血液和淋巴液。这种消化过程称为化学性消化。

机械性消化和化学性消化同时进行，共同完成消化过程。

（三）粪便的形成过程

当食物进入口中，经过食管、胃、小肠和大肠（结肠），就变成了身体不需要的粪便，从肛门排出体外。

人们吃进口中的食物经过胃和小肠的消化、吸收后，还会留下一些残渣，通过小肠的蠕动把这些食物残渣和许多的水分及一些电解质推送入结肠。

粪便是人体对食物消化、吸收后剩余的残渣和废物，其中含有未消化的纤维素、消化道分泌的黏液、消化液、胆色素、黏蛋白，以及消化道黏膜脱落的残片（上皮细胞、肠道的细菌和结缔组织）等。

粪便的形成与食物无重要关系，禁食和正常喂养的动物粪便无显著区别，只是粪量减少。粪便组成都一样：含有食物中不消化的纤维素、结缔组织、上消化道的分泌物。如不吃蔬菜和粗糙谷类时的粪便组成常是一致的，即65%为水分，35%为固体。

固体部分中有2%～3%是含氮物质，10%～20%是无机盐（钙、铁、镁），脂肪占10%～20%。另有胆固醇、嘌呤基和少量维生素。正常粪便呈圆柱形，长10～20 cm，直径2～4 cm，重100～200 g。食用蛋白质后的粪便为棕黄色或黄色，有臭味，硬而成块，含有很多革兰氏阳性菌。食用碳水化合物后的粪便为棕绿色，有恶臭味，呈软或半液体状、酸性，含有很多革兰氏阴性菌。正常粪便稍有棕色，这是含有粪胆素和尿胆素的缘故。粪便颜色也可因食物、药物而改变。正常粪便为碱性，其pH值与在结肠的存留时间成正比。稀便呈酸性，可刺激肛门周围皮肤而产生疼痛。食用辣椒或饮酒可引起肛门直肠反应性充血，致使痔疮急性发作。

二、粪便的传输

粪便形成后，由于结肠蠕动使各部结肠收缩，将粪便推向远段结肠，这种蠕动常由肝曲开始，每日 2 ~ 3 次，以每分钟 1 ~ 2 cm 的速度向前推进到左半结肠，到乙状结肠贮存。但在进食后或早晨起床后由于胃结肠反射或体位反射而引起的结肠蠕动，则以每小时 10 cm 的速度推进，如乙状结肠内存有粪便可使粪便进入直肠内，蓄积到足够量时（约 300 g）就会对肠壁产生一定的压力，此时便会引起排便反射。

粪便的传输主要在结直肠中进行。结肠有三种主要功能：一为吸收功能，主要在结肠开始的一段，吸收水分（每日约 300 ~ 2 500 mL）和电解质（钠和钾等）；二为贮存功能，主要在结肠的末端近肛门处，把不能吸收的残渣暂时贮存在这里；三为运输功能，即结肠通过自身缓慢的、节律性的收缩将结肠内容物向前推动。

结肠的这种运动有两种形式：一种是非推进的收缩运动，一种是推进性运动。这两种形式的运动使结肠内容物充分与肠壁接触，有利于水分和其他少量营养物质的充分吸收，最终形成固体粪便，每天约有 80 ~ 100 mL 水分自粪便排出。

直肠具有贮粪功能。这是因为直肠的排空有赖于排便反射的形成。这种反射的形成是由直肠内容物逐渐增多而产生压力所致，从解剖学讲，直肠弯曲、皱褶、直肠瓣等特殊的解剖结构，都具有延缓和限制肠内容物下行的功能，因此能使直肠不至于在短时间内堆积大量的粪便。只有粪便压力达到一定的阈值时，刺激了直肠才出现排便反射，因此排便前直肠有贮粪过程。另外，当人摒便时，由于肛管直肠角的自制作用，肛门直肠部肌肉重新协调，促使直肠内充胀感逐渐减弱和消退。此时若做直肠检查，可发现直肠内积存大量粪便，并非由"逆蠕动"使粪便回缩至乙状结肠和降结肠，实际上这也正是习惯性便秘的成因。直肠的这种贮粪功能亦称为"直肠顺应性"。

直肠的贮粪和排空功能与年龄和性别有一定关系。临床观察，在儿童和青少年中直肠贮便的比例占多数，这可能和其天性好玩而忽视排便和经常摒便有关。老年人中，由于肛门部组织松弛，多患有痔或直肠黏膜松弛等疾病，因

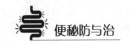

而检查其直肠时常呈空虚状态。女性直肠贮粪功能比男性好。检查中常发现有相当多的女性患者即使已经正常排便，直肠内仍有粪便而无便意，这可能和女性直肠前部宽松及多数女性具有忍便能力有关。

三、排便过程

食物吃进肚中，需要经过 4 h 才会被胃分解消化，之后胃将食物输送到小肠，经过进一步的分解，身体需要的成分被吸收，不需要的就会被送到大肠，最后又要经过肠道的蠕动排出体外。各人的体质不同，排出的时间也不同，但基本上需要 8 ～ 10 h。

人体内每天大约有 1 000 mL 的液体从回肠进入结肠，在 24 h 之内，经过结肠的液体中有 90% 的水分和盐被黏膜吸收。进入结肠的碳水化合物被细菌酵解成部分可以被吸收的短链脂肪酸。水分被吸收后，食物中的纤维、细胞和其他不能酵解的固体物质成为固态粪便的基质成分。粪便直到进入结肠后才开始成为固态。除了实际的饮食、排便频率和每天粪便量的差别，正常个体的粪便硬度及水分含量几乎相同。

餐后，结肠的收缩增加并推动粪便进入直肠，使直肠扩张，通过肠壁内下行神经元的调节，肛门内括约肌随之舒张。于是粪便进入肛管与感觉灵敏的上段内壁接触，当感受到直肠扩张和接触粪便的复合感觉时就会产生便意。直肠的扩张也会引起肛门外括约肌和耻骨直肠肌的收缩，防止立即排便并使直肠得以松弛，降低直肠内压力，这样可以避免立即排便，允许人们选择排便场所或推迟排便。

当人们取坐位或蹲位准备排便时，先将肛门括约肌前移，使肛门直肠角变直，此时肛门外括约肌和耻骨直肠肌的张力性收缩受到抑制，同时采用呼气后屏气方式，增加腹内压将粪便推入肛管。这个过程激发脊髓的排便反射，使直肠收缩并抑制肛门内括约肌恢复正常的静止张力。上述复杂机制使排便能够正常进行，其余时间则保持自制。

排便反射是一个复杂的综合动作，它包括不随意的低级反射和随意的高级反射活动。通常直肠是空虚的，当粪便充满直肠，刺激肠壁感受器，发出冲动传入腰骶部脊髓内的低级排便中枢，同时上传至大脑皮层而产生便意。

如环境许可，大脑皮层即发出冲动使排便中枢兴奋增强，产生排便反射，使乙状结肠和直肠收缩，肛门内括约肌舒张，同时还需有意识地先行深吸气，声门关闭，增加胸腔压力，膈肌下降、腹肌收缩，增加腹内压力，促进粪便排出体外。如环境不允许，则由腹下神经和阴部神经传出冲动，随意收缩肛管外括约肌，制止粪便排出。外括约肌的收缩力比内括约肌大30% ~ 60%，因而能制止粪便由肛门排出，这可拮抗排便反射。经过一段时间，直肠内粪便又返回乙状结肠或降结肠，这种结肠逆蠕动是一种保护性抑制。但若经常抑制便意，则可使直肠对粪便的压力刺激逐渐失去敏感性，对排粪感失灵，加之粪便在大肠内停留过久，水分被过多地吸收而变得干硬，产生排便困难，这是引起便秘的原因之一。

排便是可以随意志而延滞的，所以应当养成定时排便的习惯。人们早晨起床产生的起立反射和早饭后产生的胃结肠反射都可促进结肠蠕动，产生排便反射。因此，早晨起床或早饭后定时排便符合生理要求，这对预防肛管、直肠疾病有很大意义。应该形成起床后或饭后排便的正常反射，除非环境不允许，否则不应当有意识地抑制排便。当排便反射弧的某个环节被破坏，如切除齿线上4 ~ 5 cm肠段、腰骶段脊髓或阴部神经受损伤、肛管直肠环断裂等，就会导致排便反射障碍，发生大便失禁。

正常人的直肠对粪便的压力刺激具有一定的阈值，达到此阈值时，即产生便意。当100 mL粪便将直肠充盈25%时，或者直肠内压力达到约2.4 kPa时，就可产生便意。要达到非排便不可的程度，直肠内容物和压力须增加3倍。但是否排便最后还取决于排便高级中枢对低级中枢的作用是抑制还是增强。

由于人的排便反射受大脑皮层的控制，因此意识可控制排便。肛门部位保持一定紧张力，使肛门紧闭，阻止粪便、液体、气体漏出，这种作用叫排便节制作用。排便节制作用，由感觉、反射、肌肉活动共同完成，是一种比较复杂的反射活动，可归纳为以下两种。

1. 储存器节制作用（结肠的节制功能）

结肠的节制功能不依赖于括约肌作用。结肠特别是乙状结肠具有适应反应，这种反应可调节肠腔内的容积和压力，肠腔容积改变，压力随之改变，有防止压力过高、延迟肠内容物通过的作用。直肠与乙状结肠连接处的阻力、弯

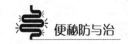

曲和皱褶能延缓粪便进入直肠，保持直肠平时处在空瘪状态。左侧结肠能蓄积一定量的粪便，如超过一定数量时，可刺激结肠，使粪便进入直肠。乙状结肠造口术患者，如饮食调理适当，每日灌肠，可形成排便习惯，即是由于结肠的节制功能。

直肠是一种既有感觉又能扩张的贮器，对容量有很大的耐受性，能蓄积粪便和液体。直肠瓣能使粪便在直肠内螺旋形活动，使粪便压力均等，避免了粪便堆积在直肠下部，并防止直行通过直肠，对排粪起到相应的节制作用。

2. 括约肌节制作用

括约肌节制作用是肛门括约肌抵抗结肠蠕动向前推进力的作用。括约肌的收缩力必须胜过结肠推进力才有节制作用，如不能胜过推进力，则是肛门功能不良。肛门内括约肌是抵抗排便的最重要因素，常处于持续紧张收缩状态，控制排便活动；肛门外括约肌也常处于收缩状态，闭合肛管。肛门外括约肌的收缩力比肛门内括约肌高 30% ~ 60%，因此能制止粪便从肛门流出。如外括约肌已失去收缩力，可发生肛门功能不良。

在节制排便活动中，随意肌（肛门外括约肌、耻骨直肠肌和肛提肌）功能与不随意肌（肛门内括约肌和联合纵肌）功能有相互作用。如对抗排粪和排气要求，肛门外括约肌收缩可抑制肛门内括约肌对肛提肌收缩的反射性松弛，称为随意抑制作用。同时肛提肌的底袢收缩牵紧和抑制联合纵肌收缩，耻骨直肠肌收缩使肛管直肠角的角度变小，直肠下段压力增加，阻止粪便进入肛管，起到控制排便的作用。

因为意识可控制排便，所以正常人对排便具有节制能力。如果环境条件不许可，有排便感觉而不能排便时，排便的高级中枢下传冲动抑制低级排便中枢，使括约肌收缩增强，肛门像节制闸门一样紧闭，并反射地引起乙状结肠舒张，直肠内的粪便即返回乙状结肠，使便意暂时消失。但如果经常或长时间抑制排便，可使直肠对粪便刺激的敏感性降低或消失，粪便在大肠内停留过久，水分被吸收过多而使其干燥，可产生便秘。

第三节 观察粪便，了解便秘

一、粪便的形状改变与便秘

英国布里斯托大学在 1997 年发布了"布里斯托大便分类法（Bristol Stool Scale）"，把人类的大便分为 7 类（图 1-1）。因为人类的大便形状和其逗留于大肠内的时间有关，因此可根据大便形状判断食物经过大肠所需的时间。

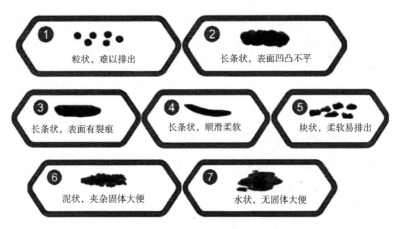

① 粒状，难以排出

② 长条状，表面凹凸不平

③ 长条状，表面有裂痕

④ 长条状，顺滑柔软

⑤ 块状，柔软易排出

⑥ 泥状，夹杂固体大便

⑦ 水状，无固体大便

图 1-1 布里斯托大便分类法

第 1 型：一颗颗像硬球一样，很难排出。

第 2 型：像香肠一样，不过表面有凹凸状。

第 3 型：像香肠一样，但表面有裂痕。

第 4 型：像香肠或蛇一样，表面光滑。

第 5 型：柔软且断边光滑的块状，易排出。

第 6 型：粗边的蓬松块状，糊状。

第 7 型：没有固体的块样，完全为液体的水状。

第 1 型和第 2 型为便秘；第 3 型至第 5 型属正常，其中第 4 型为最容易排出的形状；第 6 型和第 7 型为腹泻。

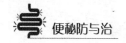

二、粪便的颜色改变与便秘

人体对吃进的食物进行消化需要胆汁，胆汁是肝细胞分泌的一种液体，肝胆汁呈金黄色，胆囊胆汁呈黄绿色。通过胆囊收缩将肝胆汁及胆囊胆汁经胆管排泄入十二指肠，参与对小肠中食糜的消化活动，胆汁中有机物成分主要是胆盐、胆色素、胆固醇、卵磷脂等，而胆色素（结合型胆红素）实际是红细胞老化破坏后血红蛋白分解产生的废物，需随胆汁通过肠道排泄到体外。胆色素包括胆红素和胆绿素，胆红素是胆汁的主要色素，呈金黄色；胆绿素是胆红素经氧化而形成的，呈暗绿色。正常情况下，胆红素随胆汁排泄到肠道，在肠道细菌作用下，还原成粪胆素原，也称粪胆原。粪胆原的大部分随粪便排出体外，其颜色为浅黄色，但很容易被氧化成棕黄色粪胆素。一部分粪胆原在肠内被吸收后在肝脏破坏，或随尿排出，因此正常人尿中有少量粪胆原，通常把尿中的粪胆原称尿胆原。另外，胆红素还会被大肠中的细菌分解产生胆褐素。因粪便中存在粪胆原、胆褐素，故粪便可呈现浅黄色、棕黄色或黄褐色，这些均为正常大便的颜色。便秘患者的大便在肠道停留时间过长，因此，大便变成暗褐色。

三、排便习惯改变与便秘

形成良好的排便习惯可从以下方面进行改变。

（1）**多食膳食纤维**：膳食纤维在肠道内不被消化吸收，是形成固态大便的主要原料，食用麦片、麸子、蔬菜、水果等膳食纤维较多的食物时，大便的量也会多，俗话说"一斤红薯两斤屎""吃得多拉得也多"。而多食牛奶、鸡蛋、鱼虾肉类等食物，大便的量会较少，为保证每天能解成形大便帮助排出食物残渣，应进食三分肉七分蔬菜，只有大便达到一定容量，到达直肠后才能诱发排便神经反射。

（2）**多饮开水和淡茶**：正常成人胃肠道每天分泌 6 ~ 8 L 的胃液、肠液、胰液和胆汁用于小肠内营养物质的消化、吸收和转运，小肠和结肠又可大量重吸收水分，从粪便排出的水含量为 100 ~ 150 mL。因此，成年人每天至少饮用 7 ~ 8 杯水（1 500 ~ 1 700 mL）才能保证肠道水分分泌和吸收的循环。提倡饮用白开水和淡茶水。浓茶含较多茶多酚，能减慢肠蠕动，使肠道水分回吸收增多，导致大便干结。

（3）**保护肠道益生菌**：结肠内各种益生菌如乳酸菌、双歧杆菌等对大便的形成至关重要，只有益生菌的大量增殖，未被消化吸收或对身体无益的食物残渣才能在益生菌陪伴护送下排出体外。抗生素是益生菌的天敌，尽可能少用或不用，务必不能滥用，使用后应及时补充益生菌，如喝酸奶等。胃酸的强力杀菌作用不可小估，滥用或长期使用抑制胃酸药，胃的第一道杀菌防线失守，细菌、病毒容易进入肠道，破坏益生菌的平衡，从而产生大便异常。

（4）**养成每天排便的习惯**：每次有效的排便过程，好比让结肠进行了一次长跑训练，结肠肌的收缩力强、肠蠕动协调性好，蠕动力量则增强。最好每天有一次排便，能够更好地将体内废物排出，有的人每2~3天排便一次，但很有规律，排便也不算异常。有肛裂、痔疮等肛门疾病者应一日2次排便，每次排便时间短，粪便质地软，对肛门疾病有益。

（5）**增强体质多运动**：过度疲劳、失眠，生活无规律，尤其是营养不良、体质瘦弱者，肠蠕动减慢，乙状结肠直肠成角更明显，粪便中水分吸收增多，粪便干结，粪便不容易推入直肠产生排便神经反射，导致排便困难。适度进行腹肌、膈肌、肛提肌等肌群锻炼，如步行、游泳等。生活规律、餐后散步、保证睡眠是保证肠蠕动正常的基础，特别是对活动少、卧床多、长期服降压药或安眠药、伴糖尿病、甲状腺功能减退、心血管病、神经系统疾病等患者尤其重要。

（6）**排便务必要定时**：每日三餐后和晨起后，产生的胃结肠反射和体位反射，可诱导结肠集团运动将粪便由乙状结肠推入直肠，此时是排便的最佳时间。特别推荐晨起后或早餐后完成排便，人体经过一夜的充分睡眠休息，体力处于最佳状态，更容易排出粪便。如果每天早晨起床后即有便意感，说明你的定时排便习惯已形成，继续保持，如果没有，继续努力，经过1~2个月的训练可慢慢形成。

（7）**有便意感就排便**：一旦有便意感就应该及时排便，当环境不适合时便意感可能就会消失。经常抑制排便，直肠对粪便刺激的反应性就会降低或消失，容易发生便秘。排便动作受大脑皮层有意识地控制，不要随意地节制排

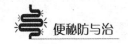
便，尤其在工作忙或出差时。安静和舒适的排便环境对排便也很重要，上班忙、出差不方便排便时，应在家如厕后再外出。

（8）**集中注意力排便**：排便的过程是一个复杂的胸部、腹部和骨盆肌肉，以及直肠肛管内、外括约肌的协同运动。因此，排便时应高度集中注意力，进行屏气、深吸气、收腹肌、放松骨盆肌等一系列动作。务必不要在排便时玩手机、读书、看报等。排便应尽可能在 5 ～ 10 min 内完成，长久坐厕导致直肠肛管部充血明显，易诱发痔疮等肛门疾病。

（9）**蹲位姿势助排便**：解剖学上肛直角在蹲式排便时较大，为 100° ～ 110°，而坐式排便时肛直角为 80° ～ 90°，故蹲式排便比坐式排便更容易排出粪便。

（10）**女性应关注排便**：解剖学上女性骨盆较宽，子宫体稍向后仰，肛直角较男性大，腹肌、盆肌力量较男性弱；生理上雌激素水平较高，肠蠕动相对较弱，容易造成排便困难。因此，女性更应重视培养良好的排便习惯。

由此可以看出，排便习惯的改变，如饮食习惯改变、饮水少、运动少、刻意抑制排便，以及排便时玩手机、看书等，都有可能引起便秘。因此，为了预防便秘的发生，在生活中一定要注意养成良好的排便习惯。

参考书籍

［1］陈淑华，王崇才 . 便秘患者的家庭养护 ［M］. 北京：科学技术文献出版社，2008.

［2］荣文舟 . 便秘 ［M］. 北京：科学技术文献出版社，2001.

第二章

便秘知识知多少

第一节　中医对便秘的认识

一、历史源流

1. 病名

早在《黄帝内经》中就有对便秘一症的记载，其对便秘的论述多以症状命名，如"大便难""后不利""大便不利""大便不能"等。在东汉时期，张仲景对便秘已有了较全面的认识，其在《伤寒杂病论》中将便秘一症称之为"不更衣""阴结""阳结""脾约"等。《伤寒论》对便秘的病机进行了详细的区分，如气机不利的"脾约"，津液匮乏的"大便难"，燥热内结的"燥屎"等。《脉经》将便秘的发病机制与脏腑联系起来，如"胃气不转""谷气不通""脾气弱"等。在《诸病源候论》中已经明确将便秘作为独立的证候论述，如"大便病诸候"，并且强调便秘与五脏六腑、阴阳虚实的关系。唐代孙思邈在《备急千金要方》中根据该病轻重程度的不同，分别提出"大便难""大便不通"。宋代朱肱将以上两者统称为"大便秘"（《类证活人书》），结束了分而论治的情况，使得二者合为一病，更符合临床实际。到明代，万密斋在《广嗣纪要》中首次提出了"便秘"之名。清代沈金鳌更加明确地提

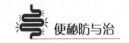

出"便秘"的名称,《杂病源流犀烛》中有"若为饥饱劳役所损,或素嗜辛辣厚味,致火邪留滞血中,耗散真阴,津液亏少,故成便秘之证"的记载。

中医"便秘"的概念有四:一指大便不通;二指大便硬;三指大便难;四指脾约。"大便不通"首见于《诸病源候论》,其曰:"大便不通者,由三焦五脏不和,冷热之气不调,热气偏入肠胃,津液竭燥,故令糟粕痞结,壅塞不通也。""大便结",《伤寒杂病论》将其分为"阴结"和"阳结",《注解伤寒论》从脉象方面进一步阐述,即"脉累累,如循长竿者,名曰阴结也""脉蔼蔼,如车盖者,名曰阳结也"。"大便难"出自《伤寒杂病论》"胃中燥烦实,大便难是也"。"脾约"出自《伤寒杂病论》"太阳阳明者,脾约是也",有所专指,即"趺阳脉浮而涩,浮则胃气强,涩则小便数,浮涩相搏,大便则硬,其脾为约,麻子仁丸主之"。

2. 分类

东汉张仲景将该病概括为寒、热、虚、实四个方面,并创造性地设立了承气汤的苦寒泻下、大黄附子汤的温里泻下、麻子仁丸的养阴润下、厚朴三物汤的理气通下及蜜煎导诸法,为后世治疗便秘提供了宝贵的思路,其创立的方药目前仍在临床上广泛应用。宋代严用和在《严氏济生方》中将便秘分成五类,称为"五秘","夫五秘者,风秘、气秘、湿秘、寒秘、热秘是也"。这种分类方法至今仍是有效的临床指导方法。金元时期,张元素明确地提出,本病分为虚实两类,《医学启源·六气方治》云:"凡治脏腑之秘,不可一例治疗,有虚秘,有实秘。有胃实而秘者,能饮食,小便赤……胃虚而秘者,不能饮食,小便清利……"且主张实秘责物,虚秘责气。这种虚实分类法,至今仍是临床概括便秘的纲领。清代程国彭所著《医学心悟·大便不通》在继承前人虚实分类方法的基础上有所发挥,将便秘分为实闭、虚闭、热闭、冷闭四型。

二、中医病因病机

便秘症状虽然比较单纯,病因却复杂。外感寒热之邪、内伤饮食情志、气血阴阳不足等皆可形成,而且各种原因又常相兼为病,病因复杂多变。历代医家对便秘的病因病机有很多论述,侧重点也各有不同。尽管如此,医家们对该病的最终发病机制的认识还是一致的，认为便秘的根本原因在于大肠的传导功能失职。便秘病机为气机升降失常，大肠传导功能异常，糟粕内停，甚则耗气伤津，虚实夹杂，或中气不足，传送无力，脏腑气机不调。将便秘发病的原因归纳起来有饮食不节、情志失调、外邪犯胃、禀赋不足等。病机主要是热结、气滞、寒凝、气血阴阳亏虚引起肠道传导失司。

病因病机可归纳为：

1. 肠胃积热

素体阳盛，或饮酒过多，或过食辛辣及肥甘厚味，或误服药物致热毒内盛，或热病之后，余热羁留，或他脏有病传至肠胃，均可导致肠胃积热、耗伤津液以致肠道干涩燥结，形成便秘。

2. 气机郁滞

忧愁思虑过度，或久坐少动，或跌打损伤，或肺气不降，肝气不畅等均可导致气机郁滞，影响肠道通降失常，传导失职，糟粕内停，而形成气秘。正如《证治要诀》所说："气秘者，因气滞而后重，迫痛，烦闷胀满，大便燥而不通。"

3. 阴寒凝滞

常食寒凉生冷，凝结胃肠；或过用苦寒药物，阴寒内结；或外感寒邪，积聚胃肠，均可导致阴寒内盛，凝滞胃肠而成冷秘。

4. 气虚阳衰

饮食劳倦，脾胃受损；或素体虚弱，阳气不足；或年老体弱，气虚阳衰；或久病产后，正气未复；或过食生冷，损伤阳气；或苦寒攻伐，耗伤阳气，均可导致气虚阳衰。气虚则大肠传导无力，阳虚则肠道失于温煦，阴寒内结，导致便下无力，大便艰涩。

5. 津亏血少

素体阴虚，津亏血少；或病后产后，阴血虚少；或失血夺汗，伤津亡血；或年高体弱，津血亏虚；或辛香燥热，损伤阴血，均可致阴亏血少。血虚则大肠不荣，阴亏则大便干涩，导致大便秘结，排便困难。

小结：便秘的病位主要在大肠，涉及肺、脾、胃、肝、肾等脏腑，基本病机为大肠传导失常。便秘的病因病机虽然纷繁复杂，但概括来说，其直接

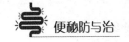
原因不外乎寒、热、虚、实四种。胃肠积热者发为热秘，气机郁滞者发为气秘，阴寒凝滞者发为冷秘或寒秘，气血阴阳不足者发为虚秘。值得注意的是，由于人体的复杂性和特殊性，寒、热、虚、实之间也并无绝对的界限，四种便秘的证候表现常有相兼或演变，如胃肠积热与气机郁滞并存，阴寒凝滞与阳气虚衰同在；气机郁滞，日久化热而导致热秘；热结日久，耗伤阴津可导致阴虚等。虚实之间又可互相转化，由实转虚，因虚致实，虚实夹杂。在临床上，这种证候的相兼或演变反而较单纯的热秘、冷秘、气秘、虚秘更为常见，因此临床医生一定要通过仔细分析四诊所收集的资料，探寻疾病的本源，明辨疾病的本质，认清虚、实、寒、热之间的转化关系及构成比例，只有这样才能在处方用药时达到"效如桴鼓""用药如神"的境界。

此外，便秘与肺、脾、胃、肝、肾功能密切相关。肺与大肠相表里，肺热下移大肠，或肺虚、大肠津液不足则糟粕易停滞肠道；脾虚则大肠传送无力，糟粕内停；胃热炽盛，下传大肠，燔灼津液，燥屎内结；肝失条达，气机郁滞，则腑气不通，糟粕不下；肾主五液，司二便，肾阴虚则肠道干涩，肾阳不足，失于温煦，传送无力，大便不通。可见，五脏在便秘发病中起着重要作用。

三、诊断与鉴别诊断

1.诊断要点

（1）**明确便秘的主症**：大便次数减少，即排便间隔时间延长，三五日或七八日才大便一次；或排便间隔时间正常，但粪质干结，排出困难；或欲大便而艰涩不畅。

（2）**观察大便的性状**：粪质干燥坚硬，排便时肛门有灼热感者，属燥热内结；粪质干结，排出艰难者，多为阴寒凝滞；粪质不甚干结，但欲便不出或便而不畅者，多为气虚或湿邪阻滞。

（3）**注意舌诊**：舌红少津，无苔或少苔，为阴津亏少；舌淡少苔，系气血不足；舌淡苔白滑，为阳气不足，阴寒内结；舌苔黄燥，属肠胃积热；舌苔垢腻，属肠胃湿滞；舌质黯淡或紫黯，或有瘀点瘀斑者，属瘀血阻滞。

（4）**注意腹部触诊**：大便秘结而腹胀拒按者，属实证；大便秘结而腹胀喜按者，属虚证。

（5）**注意兼症**：兼有面赤身热，口臭口疮，尿赤，心烦者，多为热秘；兼有嗳气频作，胸胁痞满，甚则腹中胀满而痛，纳呆食少者，多属气秘；兼有胃脘胀满，嗳腐吞酸者，多属食积秘；面色无华，头眩心悸者，多为血虚便秘；兼有面色苍白，神疲气怯者，多为气虚秘；兼有腹中冷痛，四肢不温，恶寒者，多为冷秘；兼有形体消瘦，腰膝酸软，潮热盗汗者，多为阴虚所致；有面色晦暗，肌肤甲错，腹中刺痛者，多为瘀血所致。

2. 鉴别诊断

（1）**便秘与积聚**：腹部触诊时，左下腹可扪及条索状包块，少数便秘日久者，腹部可扪及多处大小不等的包块，均为粪块所致，此时需与积聚鉴别。便秘之包块，通下后即消失或减少；积聚之包块在腹部各处均可出现，通下后依旧不变。

（2）**便秘与肠结**：两者皆为大便秘结不通，但肠结多为急病，因大肠通降受阻所致，表现为腹部疼痛拒按，大便完全不通，且无矢气和肠鸣音，严重者可吐出粪便。便秘多为慢性久病，因大肠传导失常所致，表现为腹部胀满，大便干结难行，可有矢气和肠鸣音，或有恶心呕吐，食纳减少。

四、治则治法

1. 治疗原则

便秘由大肠传导失职、腑气不通所致。便秘的治疗应以通下为主，但决不可单纯用泻下药，应针对不同的病因采取相应的治法。实秘为邪滞胃肠，壅塞不通；虚秘为肠失温润，推动无力。所以治疗上切不可单纯用通下之法，而应分虚实，辨证论治，且在用量上也要注意药物之间的比例。实者以祛邪攻下为主，泻热、温散、通导为治本之法，并可辅以顺气导滞之品，如枳实、厚朴、乌药等，标本兼治，邪去便通；虚者以养正为先，滋阴养血、益气温阳为治本之法，辅以甘温润肠或少量攻下之药，标本兼治。如《景岳全书·杂证谟·秘结》曰："盖阳结者，邪有余，宜攻宜泻者也；阴结者，正不足，宜补宜滋者也。知斯二者，即知秘结之纲领矣。"

通下一法是临床治疗便秘的常用之法，用之得当，则邪去便通，用之不

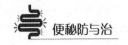

当，则伤伐正气，邪便留存。切忌不分虚实一味攻下，虽能痛快一时，却徒伤正气，恐生他变。

2. 分证论治

目前，对于便秘较为普遍，也最为实用的分类方法是分为虚实两大类。细而分之，实秘中又包括肠胃积热、气机郁滞等；虚秘又包括气虚、血虚、阴虚、阳虚等。此外饮食积滞、血行瘀滞也是便秘的常见病因。

现具体分述如下。

（1）实秘

1）肠胃积热

症状：大便干结，腹胀腹痛，小便短赤，面红心烦，或有身热，口干口渴口臭，舌红苔黄燥，脉滑数。

治法：清热润肠。

方药：大承气汤，或小承气汤，或调胃承气汤，或麻子仁丸等加减。药选枳实、大黄、厚朴、火麻仁、芍药、杏仁、生地黄、知母、芒硝等。

2）气机郁滞

症状：排便困难，大便干结或不干，或便而不爽，肠鸣矢气，嗳气频作，胁腹痞闷胀痛，纳差，舌苔薄腻，脉弦。

治法：顺气导滞。

方药：六磨汤，或大柴胡汤，或厚朴汤，或宽快汤等加减。药选沉香、木香、乌药、槟榔、枳实、大黄、柴胡、郁金、陈皮、白术、香附等。

3）阴寒凝滞

症状：大便艰涩，腹痛拘急，胀满拒按，胁下偏痛，手足不温，呃逆呕吐，舌苔白腻，脉弦紧。

治法：温里散寒，通便止痛。

方药：大黄附子细辛汤加减。药选大黄、附子、细辛等。若心腹绞痛，口噤暴厥属大寒积聚者，可用三物备急丸以攻逐寒积。

4）湿热中阻

症状：大便黏腻不畅，排出艰难，经常便而不畅，伴见胃脘灼热、泛酸、胃胀、呕恶，小便黄赤，舌苔白腻或黄腻，脉缓滑。

治法：清胃热，燥脾湿。

方药：清胃理脾汤加减。药选黄芩、黄连、黄柏、苍术、厚朴、陈皮等。

（2）虚秘

1）气虚便秘

症状：大便不一定干结，虽有便意而临厕努挣乏力，难以排出，努挣则汗出短气，便后疲乏，神情疲惫，肢倦懒言，舌淡嫩，苔白，脉弱。

治法：补气健脾。

方药：黄芪汤、补中益气汤加减。药选黄芪、火麻仁、陈皮、生白术、山药、枳壳、木香、柴胡、升麻等。

2）血虚便秘

症状：大便干结，面色淡白无华，心悸健忘，头晕目眩，唇舌淡白，舌苔淡白，脉细。

治法：养血润燥。

方药：润肠丸、四物汤加减。药选当归、生地黄、川芎、火麻仁、桃仁、枳壳等。

3）阴虚便秘

症状：大便干结，形体消瘦，或见颧红，眩晕耳鸣，心悸怔忡，腰膝酸软，大便如羊屎状，舌红少苔，脉细数。

治法：滋阴补肾。

方药：六味地黄汤加减。药选熟地黄、山茱萸、山药、牡丹皮、泽泻、茯苓、火麻仁、玄参、玉竹。

4）阳虚便秘

症状：大便干或不干，排出困难，小便清长，面色青白，手足不温，喜热怕冷，腹中冷痛，或腰膝酸冷，舌淡苔白，脉沉迟。

治法：温阳通便。

方药：济川煎、理中丸等加减。药选当归、牛膝、肉苁蓉、泽泻、枳壳、升麻、干姜等。

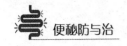

（3）其他

1）食滞便秘

症状：伤食之后即出现大便秘结；或大便秽臭不爽，伴胃脘胀满疼痛，嗳腐吞酸；或呕吐不消化食物，吐后痛减，舌苔厚腻，脉滑。

治法：导滞通便。

方药：枳实导滞丸加减。药选大黄、枳实、黄芩、黄连、莱菔子、鸡内金、神曲、白术等。

2）瘀血便秘

症状：大便秘结，腹中刺痛，大便色黑；望诊多见面色晦暗，肌肤甲错，舌质黯淡或紫黯，或有瘀点瘀斑，脉弦涩或细涩。此外，对一些便秘日久不愈，久病入络，投以活血化瘀法，每获良效。

治法：活血化瘀。

方药：桃核承气汤，或失笑散加杏仁、桃仁、当归、白芍等。

值得注意的是，以上证型并非都是独立存在的，而是两种或多种证型同时存在。如便秘既见面色青白、手足不温、喜热怕冷等阳气不足表现，同时又见舌质紫黯、瘀点瘀斑、脉弦涩或细涩等瘀血征象者，可在温养阳气的基础上加入活血化瘀之品，单纯的温阳或单纯的祛瘀并不能解决根本问题。同理，其他证型之间也存在着并见的可能性。在临床上选方用药时，思维要缜密灵活，切忌将思路局限在某一条框之下。

五、特色疗法及优势

1. 直肠用药法

直肠用药法即将药物直接作用于直肠，通过直肠黏膜的吸收和对直肠壁的刺激引起排便。此法最早见于汉代张仲景《伤寒杂病论》中，原文为：食蜜七合，上一味，纳铜器中，微火煎之，稍凝如饴状，搅之勿令焦著，可丸时，并手捻作挺，令头锐，大如指，长二寸许。当热时急作，冷则硬。纳谷道中，以手紧抱，欲大便时乃去之。目前此法主要适用于老人、产褥及行动不便的患者，其药物的选取也因人而异，总以调理气血阴阳为原则，随症加减。

2.敷贴法

敷贴法即敷脐疗法，简称"脐疗"，是将药物直接放在脐中（神阙穴），上面用胶布或纱布等覆盖固定，通过脐部吸收，作用于肠道，调和气血，刺激肠道的传导而达到排便的目的。此法自古有之，我国现存最早的医书《五十二病方》中就有敷脐疗法的记载，其后历代医家均有论述，如《理瀹骈文》治冷秘，用辛热的"附子、苦丁香各五钱，炮川乌、香白芷、牙皂各三钱，胡椒一钱，麝香少许，同大蒜捣脐"，以助阳散寒，泻下冷积。治热闭，用"皮硝二钱，皂角五分，敷脐"，以清热泻下。现代医学研究表明，脐部皮肤表皮薄，无脂肪组织，屏障功能较弱，渗透性强，有利于药物的渗透和吸收，且脐下有丰富的静脉网和腹下动脉分支，药物分子较易迅速弥散入血到达全身。敷贴所选药物，冷秘用辛热药如附子、干姜等；热秘用苦寒药如大黄、芒硝等；气秘用白术、沉香等，随症治之。

3.穴位埋线疗法

穴位埋线疗法是通过将不同型号的羊肠线，根据需要埋入不同穴位，利用羊肠线对穴位的持续刺激作用治疗疾病的方法。它区别于传统针刺疗法，传统针刺疗法只能短时留针，无法起到持续刺激的作用。穴位埋线疗法实质是通过针具和药线在穴位内产生的生物物理作用和生物化学变化，将其刺激信息和能量及中药通过经络传入体内，从而达到治疗疾病的目的。此法不仅具有疏通经络、调理气血等功能，还具有"简、便、廉"等优势，适合在基层临床工作中普及。该疗法在埋线时，多选用肌肉比较丰满部位的穴位，以腰部穴最常用，选穴原则与针刺疗法相同，但取穴要精简。每次埋线 1 ~ 3 穴，如大肠俞、天枢、足三里等，可间隔 2 ~ 4 周治疗 1 次。

4.针灸治疗

针灸通便也处处体现出了中医辨证论治的特点。便秘常选用的主穴是：天枢、足三里、上巨虚。配穴：热结便秘，加大肠俞、内庭、大横、曲池等；气滞便秘，加太冲、阳陵泉等；气虚便秘，加肺俞、脾俞等；血虚便秘，加脾俞、膈俞等；阴虚便秘，加太溪、照海等；阳虚便秘，加肾俞、命门、大横、（灸）神阙等。留针 30 min，每日 1 次，10 次为 1 个疗程，针刺 2 ~ 3 个疗程。其中针刺脾俞、胃俞、大肠俞、气海、关元、足三里、上巨虚可健脾

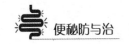

益气，培元通络；支沟、曲池、天枢可理气活血，调节气机；诸穴位相互配合，可使气机条达，升降运动功能正常。研究显示，针刺可促进结肠动力的恢复。

5. 耳穴治疗

中医认为"耳为宗脉之所聚"，耳与经络脏腑联系密切，通过耳穴压豆可刺激胃肠蠕动、调节和促进胃肠消化、疏通腑气，传导糟粕而通便。常用耳穴：直肠下段、大肠、交感、脑、腹、直肠、皮质下、便秘点。根据虚实加肝、胆、脾、胃、肾、三焦等耳穴。方法：用75% 酒精消毒耳郭后先用探针在所选区探查，找到敏感压痛点，然后把粘有王不留行籽的 0.5 cm × 0.5 cm 的胶布贴在敏感点上。按压至有胀痛感为好，每日按压 3 ~ 5 次，每次 3 ~ 5 min，3 日换 1 次，两耳交替，6 次为 1 个疗程，疗程间休息 3 日，治疗以 3 个疗程为限。

6. 按摩疗法

按摩疗法是通过采用适当手法，刺激人体的特定部位，以疏通经络、运行气血，从而调整自主神经及胃肠功能，加强胃肠蠕动，促进食物残渣运行。其主要手法如下。

（1）**摩腹**：患者仰卧，两髋膝屈曲，足踏于床上，腹部放松。医者站或坐于患者左侧，两手掌相叠，以患者脐部为中心，在中腹、下腹部做顺时针方向摩动，以腹内有热感为宜。如左髂窝（乙状结肠）有硬块可多摩数遍。

（2）**穴位按摩**：手法点揉膻中、中脘、天枢、大横、气海等穴，点揉曲池、尺泽、合谷等穴，点揉脾俞、胃俞、大肠俞等穴，按揉足三里穴，均以有酸胀感为宜。

（3）**推压腹部**：患者仰卧位，医者两手掌分别置于患者腹部两侧（对应升结肠、降结肠的部位）由上到下推压数次。

以上非药物疗法具有简便易行、可操作性强的特点，可根据具体情况选用。

第二节 现代医学对便秘的认识

一、定义

Rome Ⅳ标准将便秘定义为：排便困难、排便次数减少或排便不尽感，且不符合肠易激综合征的诊断标准，尽管患者可能存在腹痛和（或）腹胀症状，但不是主要症状。

便秘是多种疾病的一个症状，表现为大便量太少、太硬、排出困难，且合并一些特殊症状，如长时间用力排便、直肠胀感、排便不尽感，甚至需要帮助排便，7日内排便少于2次或长期无便意。

二、病因及分型

1.病因

排便是一个复杂的生理运动过程，有包括神经系统、消化系统在内的多个系统参加，受多种因素影响。也就是说，引起便秘发生的原因十分复杂，明确其病因对于该病的临床诊断和治疗大有裨益。值得一提的是，有些病因在日常生活中完全可以避免，如能对此予以足够重视则可减少便秘的发生。

（1）生活习惯的改变

1）不合理的饮食习惯：饮食过于精细，摄入纤维量不足，粪便体积减小，黏滞度增加，在肠内运动缓慢，水分被过量吸收而导致便秘。

2）不良的排便习惯：没有建立定时排便的习惯，忽视正常的便意，甚至人为抑制便意，导致排便反射受到干扰，日久易引起便秘。

3）液体摄入量不足：粪便得不到水分的湿润而变得干燥。

4）肥胖、不运动：特别是因病卧床或乘坐轮椅者，缺乏运动性刺激来推动粪便的运行。摄食本身不能使粪便向前推进，必须依赖医护人员的帮助实施排便。在患者有便意时，如不能提供排便的机会，排便冲动消失就不容易排便。

5）排便习惯受到干扰：由于精神因素、生活规律改变、长途旅行、环境改变等影响了正常的排便。

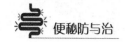

（2）**使用药物不当**：长期或大量应用含钙或铝制剂、镇痛剂、抗胆碱能药物、铋剂、利尿剂等药物容易引起便秘。此外，长期应用泻药，尤其是刺激性泻药，是导致慢性便秘的常见原因。该类药会引起直肠对刺激的敏感性降低，从而形成对泻药的依赖性。

（3）**结肠、直肠功能性障碍及器质性病变**：如结肠机械性梗阻、良恶性肿瘤扭转、结肠炎症、缺血性结肠炎、过敏性结肠综合征、吻合口狭窄、子宫内膜异位症等；直肠、肛管出口处梗阻、肛管狭窄、肛裂、痔疮、肛门内括约肌失弛缓症、会阴下降综合征、盆底肌痉挛症等；结肠神经或肌肉病变、先天性巨结肠、后天性巨结肠、结肠传输减慢、巨直肠、肠易激综合征等。

（4）**结肠外神经病变**：如中枢神经病变、各种脑部疾病、脊髓损伤、肿瘤压迫、多发性硬化病、克罗恩病、盆腔术后等。

（5）**精神障碍**：抑郁症、精神病、神经性厌食等。

（6）**内分泌异常**：甲状腺功能低下、甲状旁腺功能亢进、高钙血症、低钙血症、糖尿病、铅中毒、老年性营养不良、催乳素升高、雌激素降低、血卟啉病等。

（7）**肠道菌群的紊乱与功能性便秘的发生密切相关**。人体肠道内寄生的微生物种类繁多，总数达 10 万亿个细菌。这些肠道菌群相互依存，相互制约，共同维持着平衡的内环境。研究表明，肠道菌群的紊乱会出现消化吸收功能失调，导致功能性便秘，而功能性便秘的持续存在，又会导致肠道微生态的不断失衡。

2. 分型

便秘的分型按其分类方法不同而有很多种，如按发病原因可分为器质性（继发性）和功能性（原发性、特发性）便秘；按粪便停留部位不同可分为结肠性和直肠性便秘；按肠道运动性质可分为弛缓性便秘和痉挛性便秘；按治疗学不同可分为内科性便秘、外科性便秘。其他还有"急性便秘""顽固性便秘""老年性便秘""习惯性便秘""女性便秘""儿童便秘"等笼统说法。须指出的是，分类是为了更好地认识疾病，并对治疗有指导作用，病因分类法是目前最为实用的分类方法，现介绍如下。

（1）**原发性便秘（功能性便秘）**：是指正常排便受干扰引起的便秘。其又可分为慢传输型便秘（结肠型便秘）、出口梗阻型便秘（直肠型便秘）、混合型便秘。顾名思义，慢传输型便秘主要是指粪便在结肠通过缓慢，水分被肠黏膜大量回收，导致大便干燥，排出困难，包括结肠无力性便秘、排便动力缺乏性便秘、肠壁刺激匮乏性便秘、肠蠕动抑制性便秘。出口梗阻型便秘是由于肛门直肠附近的组织器官生理性改变导致的排便困难，包括弛缓性（直肠无力性）便秘、失弛缓性（盆底肌功能不良性）便秘和直肠外梗阻性便秘。而混合型便秘则具备以上两型的特点。

（2）继发性便秘（器质性便秘）：是指与排便有关的肠道及辅助排便的腹肌、膈肌等发生病变引起的便秘。此外，全身其他病变影响到肠道而发生的便秘亦称器质性便秘。

主要由以下原因引起。

1）结肠、直肠和肛门病变：如良性肿瘤、肠粘连、炎症性肠病、感染性肠炎、痔疮、肛裂、肛门狭窄及肠外肿块压迫等引起的出口阻塞。

2）局部病变致排便动作无力：如过度肌衰弱、膈肌麻痹、盆底肌衰弱、肌营养不良等。

3）内分泌及代谢疾病：甲状旁腺功能亢进及其他原因引起的高钙血症、甲状腺功能减退症、低钾、铅中毒、糖尿病、尿崩症、硬皮病。

4）神经肌肉病变：截瘫、多发性神经根炎等累及支配肠的神经，以及先天性巨结肠等均可发生便秘。

5）药物和化学品：吗啡和阿片制剂、抗胆碱能药、神经节阻断药、抗抑郁药、次碳酸铋及氢氧化铝等均可引起便秘。

此外，长期服用泻剂，特别是蒽醌类、番泻叶、大黄等可引起泻剂性肠病，排便反射减弱，排便无力。

三、诊断

1.病史

通过详细而全面地询问患者的病史、药物使用情况、生活习惯、排便习惯等问题，初步了解引起便秘的原因，同时对可能引起便秘的各种疾病进行鉴别。

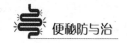

2.临床表现

（1）**大便异常**：大便干燥或秘结不通，常两三日以上才排便一次；或虽有便意，大便亦不干燥，但排出困难。

（2）**伴随消化系统及腹部症状**：腹胀、腹痛、口渴、口臭、恶心、食欲不振等，多数患者还伴有心情烦躁、失眠等表现。

（3）**体征**：一般无阳性体征，有时左下腹可触及条索状包块，包块可随肠蠕动而移动，无明显压痛，排便后包块可消失。

3.实验室检查

相关检查包括粪便检查、肛门指检、内镜检查、腹部 X 线平片检查、胃肠钡餐检查、CT 检查等，可协助便秘的病因诊断和鉴别诊断。

四、治疗

1.一般治疗

（1）**调节饮食，足量饮水**：增加饮食中纤维含量和适当增加饮水量，即膳食需富含纤维素，如麸糠、水果、蔬菜等，每日纤维素摄入至少 15 g，饮水量 1 500 mL 以上。

（2）**调理生活，增加运动**：养成定时排便，特别是早餐后排便的习惯。

2.药物治疗

（1）**刺激性泻剂**：指通过直接刺激肠壁，使肠蠕动及黏液分泌增加，促进粪便排出的一类药物。刺激性泻剂作用强而迅速，但长期服用可致水、电解质紊乱及酸碱平衡失调。代表药有大黄、番泻叶、双醋苯啶、蓖麻油、二羟基蒽醌等。

（2）**膨胀性泻剂**：也称容积性泻药，这种制剂含纤维素，吸水后形成柔软的凝胶，使粪便容易排出。小麦麸皮、玉米麸皮、琼脂、甲基纤维等均属此类。

（3）**盐性泻剂**：由多种镁盐组成，包括硫酸、酒石酸、磷酸的盐类和甘油或山梨醇。它们在肠道难以吸收，大量口服后形成高渗透压，阻止了水分的吸收，致使肠内容物体积增加，肠道扩张而刺激肠蠕动。值得注意的是，这类药物可引起水和电解质的丢失，而且长期运用会导致钠、镁离子的积聚，因此不能作为常规药使用。

（4）**润滑性泻剂**：指的是能够润滑肠壁，软化大便，使粪便易于排出的一类药物，如石蜡油等。

（5）**高渗性泻剂**：通过增加肠内容物的渗透压，吸收水分到肠腔，从而促进排便的一类药物，包括盐类、双糖类（如乳果糖）、甘油和山梨醇等。

（6）**胃肠动力药**：使用胃肠促动力剂可缩短食物及残渣通过胃肠的时间，消除便秘。如西沙必利、莫沙必利等。

3.灌肠治疗

灌肠治疗指将一定容量的液体从肛门灌入大肠。主要适用于术前肠道准备、粪便嵌塞、急性便秘等。

4.生物反馈疗法

生物反馈疗法是将人体不能察觉的生理信息通过仪器转变成可以懂得的信号，反馈给人的视觉、听觉的技术。借助这种仪器的帮助，调节和纠正生理障碍，使之恢复正常。在便秘领域，该疗法主要用于功能性出口梗阻型便秘。解决肛门括约肌痉挛，纠正排便协同动作异常，建立正常排便规律。国外将生物反馈疗法作为排便反射异常所致便秘的首选疗法，不经过生物反馈疗法治疗的患者，是不会轻易列入外科手术名单的。

5.手术疗法

手术疗法主要适用于结肠、直肠、盆底、肛管器质性或严重功能性病变所引起的便秘。对慢传输型便秘患者可采用结肠次全切术和回直肠吻合术等；对出口梗阻型便秘患者可行肛管直肠括约肌切除术。

五、中西医思路的交汇点

中医、西医在对便秘一症的认识上，既有相似之处，也有不同之处。相似之处在于中西医均认为顽固性便秘的发生机制是纷繁复杂的，涉及体内多个系统，因此在询问病情、病史时，要尽可能详细，以期探求到疾病的本质。不同之处在于，治法上西医强调针对病因治疗，即针对便秘发生机制的各个环节进行干预，治疗上目前多采取对症处理，但由于长期使用接触类泻剂易产生药物的依赖性反应而使便秘更加顽固，故不宜长期使用。而中医在治疗

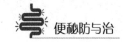
上更加强调从整体出发，标本兼顾。如对气虚所致者，治疗以补中益气润肠为主，常用四君子汤、补中益气汤、黄芪汤等方药加减；肠积热者常重用大黄，如承气汤，以泻热存阴、润肠通便；气滞、气郁所致者，常重用疏肝理气、顺气导滞的药物，如厚朴、枳实、香附、陈皮等；血虚便秘常用生地黄、当归滋阴养血，火麻仁、桃仁润肠通便，如润肠丸；阳虚便秘常用肉苁蓉、牛膝温补肾阳、润肠通便，如济川煎。此外，中西医在对某些药物疗效机制的认识上也有相似之处。如大黄的有效成分主要是番泻苷，作用部位主要在大肠，能增加肠蠕动，抑制肠内水分吸收，促进排便。芒硝主要含硫酸钠及少量的氯化钠、硫化钠，硫酸钠在肠中不易被吸收，它在肠内形成高渗盐溶液，使肠道保持大量水分，引起机械性刺激，促进肠蠕动而致泻，属于西医的刺激性泻剂和盐性泻剂。而火麻仁和郁李仁等润下药主要含脂肪油，具有润滑肠道的作用，并在肠道遇碱性肠液后产生脂肪酸，能刺激肠壁，使蠕动增强，促进排便，属于西医的润滑性泻剂。

参考书籍

[1] 王建民，侯勇，李新茂．实用中医便秘治疗学［M］．合肥：合肥工业大学出版社，2014.

[2] 安阿玥．现代中医肛肠病学［M］．北京：中国医药科技出版社，2019.

[3] 辛学知，尹玉锑．便秘中西医诊治［M］．北京：科学技术文献出版社，2008.

[4] 张孝亭，王本军，翟文敏．便秘诊断与治疗［M］．济南：山东科学技术出版社，2014.

[5] 高峰．便秘中西医防治60法［M］．北京：金盾出版社，2007.

第三章

便秘诊断方法有哪些

第一节　便秘的自我诊断

便秘表现为排便间歇期超过 3 天，排便费力、排便时间长，甚至超过半个小时，排便后出现下坠感、排便不尽感。出现上述症状，可以进行自我判断，具体标准如下：① 1/4 的时间存在排便费力感；② 1/4 的时间出现粪便干硬、呈团块状，难以排出；③ 1/4 的时间出现排便不尽感；④ 1/4 的时间出现直肠、肛门阻塞感；⑤ 1/4 的时间需要用手帮助排便；⑥ 1/4 的时间出现每周排便少于两次，甚至更长时间。上述六种情况，在半年之内满足两种以上情况，可以诊断为便秘。

第二节　便秘的相关检查

一、钡剂灌肠

1. 临床应用

钡剂灌肠检查就是将不透 X 线的钡剂灌入大肠，为了获得更加清晰的图像，提高临床诊断，目前临床通常改为气钡灌肠检查，又称为结肠气钡双重造影。将钡剂与气体从肛门灌入直肠、结肠，以便在 X 线下观察大肠的形态、黏膜表面状况，有无肿瘤、息肉等情况。该检查法适用于大肠部位病变，特别是溃疡性结肠炎、结肠冗长性便秘的诊断，对于肠道的憩室、肿瘤也有较高的诊断价值。本检查痛苦相对较小，患者易于接受。

2. 检查方法

为了防止粪便残渣等影响检查效果，要求患者在检查前 2 天不进食有渣饮食，检查前一天晚上口服泻剂，如番泻叶 15 ~ 20 g，代茶喝 2 ~ 3 杯，检查当日还要做清洁灌肠，以清除肠道积便。从肛门注入稀释钡剂（图 3-1），然后再打入少量气体，使得直肠、全部结肠及盲肠显影，再进行 X 线拍摄。

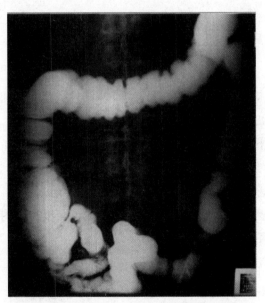

图 3-1　正常结肠钡剂灌肠造影摄片

其缺点是不能看到黏膜表面的充血、水肿等细微变化，不能对病变组织或黏膜取样检查，粪渣等易影响诊断。如果检查后发现有异常，特别是考虑炎症、息肉或者肿瘤等情况时，还需要进行肠镜检查及治疗。对于便秘患者，钡剂灌肠后必须及时将钡剂排出。

二、排粪造影

1.概述

排粪造影是当患者排粪时，对其肛管直肠部做动、静态相结合偏重功能检查的方法。这种方法能显示该部的器质性病变和功能性异常。因为只有当其做排粪动作时，才能显示功能性异常，故排粪造影是一种比传统的钡剂灌肠、肛门指诊、内镜检查更敏感可靠的方法，能为临床诊治便秘等肛肠疾病提供可靠依据。它可显示出肛门直肠的功能异常，还可用于研究盆底肌群的功能，了解肛门的自制机制。排粪造影是在患者排粪时做直肠肛门部动、静态检查，测量肛直角、耻尾线、肛上距、乙耻距、小耻距、肛管长度、直肠骶前间隙、骶骨及骶尾骨曲率等各种异常量，是目前国内外均在推行的检查方法。

2.临床应用

排粪造影主要用于出口梗阻型便秘的诊断。

如盆底肌痉挛综合征、耻骨直肠肌综合征、直肠前突、直肠远端黏膜脱垂、会阴下降综合征、内脏下垂、内疝等。

3.检查方法

患者检查前一天在医师指导下使用泻剂，如15～20 g番泻叶泡开水，服用2次，400 mL/次，促使肠道积粪能够顺利清理。然后在造影检查前2～3 h遵医嘱服用18%硫酸钡300～400 mL。首先进行常规钡餐造影检查，用以获取小肠信息。然后调配硫酸钡混悬液。具体方法：在开水中加入适量淀粉搅拌至糊状，然后再于其中加入750 g/L钡汁搅拌冷却；进行检查时将已经调配好的混悬液经患者肛门注入，剂量为400～600 mL，待液体充满直肠或乙状结肠后，在肛管内放置标记物，然后开始行排粪造影检查。指导患者坐在粪便桶上开始排便动作模拟，使用500 mA数字胃肠机在电视透视下观察，双股骨重叠，身体角度＞90°，以显示耻骨联合。分别摄取患者静息、提肛、力排状态黏膜像及正侧位像，摄片部位包括骶尾椎、耻骨、肛管。

4.测量指标及诊断指标

（1）测量指标：肛直角（直肠轴线与肛管轴线夹角）、肛上距（肛管上部

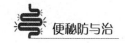

与直肠连线中点到耻尾线的垂直距离）、乙耻距与小耻距（充盈状态下乙状结肠、小肠下缘与耻尾线的垂直距离）、直肠前突深度（直肠前突顶端至开口处上下缘连线距离）、骶直间距（充盈状态下直肠后缘与骶骨前缘距离）、耻骨直肠肌压迹深度（静态状态至力排状态下压迹改变状态）。

（2）诊断标准。①肛直角：正常静坐状态、力排状态分别为（102.1°±15.8°）、（121.5°±16.4°）。异常状态分级标准：Ⅰ度，角度增大，幅度＜21.27°；Ⅱ度，角度无明显增大；Ⅲ度，角度变小。②肛上距：正常状态下，男性、女性静坐时分别为（11.2±9.3）mm、（15.0±10.2）mm，力排时分别为（22.8±13.1）mm、（32.4±13.2）mm，异常状态判定标准：男性、女性肛上距分别≥31 mm、36 mm表示会阴下降。③直肠前突深度：采用角度仪进行测量，其中＞6 mm为前突。分度标准：6～15 mm、16～30 mm、≥31 mm分别表示轻度、中度、重度。④骶直间距：正常状态下≤20 mm，＞20 mm表明骶直分离。⑤乙耻距与小耻距：正常力排为负值，如果为正值则表示内脏下垂。⑥耻骨直肠肌压迹深度：可判断直肠黏膜脱垂或者内套叠。判定标准：Ⅰ度、Ⅱ度、Ⅲ度分别为≤1.5 cm、1.6～3.0 cm、≥3.1 cm。

三、结肠传输试验

1. 概述

结肠传输试验是一种检测结肠转运功能的方法。每段结肠及全结肠的运输时间可根据标志物的运行而显示出来，并可区别运输缓慢的结肠慢传输型便秘、结肠运输正常而标志物聚集在直肠乙状结肠交界处的出口梗阻型便秘及标志物推进中尚顺利而聚集在左侧结肠的左侧缓慢型便秘。此法只能了解结肠运转功能的总体轮廓，不能反映各段结肠的病灶状态。

2. 原理

正常成人结肠顺行推进速度约为每小时8 cm，逆行速度约为每小时3 cm，每小时净推进距离约5 cm。结肠推进速度可受诸多因素影响，如进餐后进行速度可高达每小时14 cm，但逆行速度不变，而一些便秘者其净推进速度可慢至每小时1 cm。不透光标志物追踪法，就是通过口服不透X射线的标志物，使其混合于肠内容物中，在比较接近生理的条件下，摄片观察结肠运动情况。

3. 临床应用

结肠传输试验是诊断结肠慢传输型便秘的首选检查方法，可鉴别结肠慢传输型和出口梗阻型便秘。前者不能手术，后者应根据排粪造影结果选择适宜的手术方式。除标志物通过时间延长外，根据标志物分布特点，便秘可分为4型：①结肠慢传输型，标志物弥漫性分布于全结肠。②出口梗阻型，标志物聚集在直肠乙状结肠交界处。此型多见，常见于巨结肠、直肠感觉功能下降及盆底肌失弛缓综合征。③左结肠缓慢型，标志物聚集在左结肠乙状结肠区，可能为左结肠推进无力或继发于出口梗阻。④右结肠缓慢型，标志物聚集于右结肠，此型少见。

4. 检查方法

受试者自检查前3天起，禁服泻剂及其他影响消化道功能的药物，按一定标准给予饮食（每日含14 g左右的纤维素），保持正常生活习惯。因检查期间不能用泻药，也不能灌肠，对那些已有多日未能排便，估计难以继续坚持完成检查者，待便后再按要求准备。因黄体期肠道转运变慢，故育龄妇女应避开黄体期检查。检查日早餐后，吞服装有20粒不透X射线标志物的胶囊1粒，于服药后24 h、48 h和72 h各拍腹部平片1张，计算标志物的排出率及其分布。读片法：从胸椎棘突至第5腰椎棘突作连线，再从第5腰椎棘突向骨盆出口两侧作切线，将大肠分为右侧结肠区、左侧结肠区、直肠乙状结肠区3个区域，通过这3个区域来描述标志物位置。标志物影易与脊柱、髂骨重叠，须仔细寻找，有时结肠、肝、脾曲位置较高，未能全部显示在X光片上，应予注意。

5. 测量指标及诊断指标

通过计算标志物的排出率［标志物的排出率＝（24– 标志物残余数）/ 24×100%］，可以间接判断结肠传输功能。一般认为，72 h标志物排出率＞80%可认定为结肠传输功能正常。而对于结肠传输功能异常的患者，可通过计算结肠传输指数（transit index，TI）（TI=RS标志物残余数 / 全大肠标志物残余数）进一步进行区分，TI值越小，越接近于0，患慢传输型便秘可能性越大；TI值越大，越接近于1，患出口梗阻型便秘可能性越大。

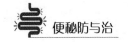

四、直肠肛门压力测定

1. 概述

直肠肛门压力测定也称肛管直肠测压，是一种安全、简便、无创、客观的检测技术，目前已成为肛管直肠功能检查和疾病诊断治疗的必备指标之一。随着对肛管直肠的病理生理、排便机制研究的不断深入，肛管直肠测压越来越显示出其重要性。肛管直肠测压的探头有球囊式、水灌注导管式、微传感器式等，观测结果也由早期的生理记录仪发展为计算机分析系统。好的系统应具备良好的稳定性、精确性、可重复性，同时要求物美价廉，易于操作。

2. 原理

肛门内、外括约肌是构成肛管压力的基础。在静息状态下，80% 的肛管压力是由肛门内括约肌张力形成的，20% 是由肛门外括约肌张力形成的。在主动收缩肛门括约肌的情况下，肛管压力显著提高，其压力主要由肛门外括约肌收缩所形成。因此在静息及收缩状态下测定肛管压力，可了解肛门内、外括约肌的功能。

肛管直肠压力测定仪器有很多，但原理相同，均由测压导管、压力换能器、前置放大器及记录仪四部分组成。测压导管分充液式和充气式，以小直径、充液式、多导、单气囊导管为常用。压力换能器是把测得的压力信号转换为电信号。因换能器输出的电信号较小，要通过前置放大器进行放大，并通过计算机显示数字及分析处理。

3. 检查前准备

排净大小便，以免肠中有便影响检查。不要进行指诊、镜检及灌肠，以免干扰括约肌功能及直肠黏膜影响检查结果。事先调试好仪器，准备消毒手套、注射器、石蜡油、卫生纸等。

4. 操作方法

（1）肛管静息压、肛管收缩压及肛管高压区长度测定：患者左侧卧位，将带气体的测压导管用石蜡油滑润后，从肛管测压孔进入达 6 cm，采用控制法测定，每隔 1 cm 分别测定距肛缘 1 ~ 6 cm 各点压力。肛管静息压为受检者在安静状态下测得的肛管内各点压力的最大值。肛管收缩压为尽力收缩肛门时所测得的肛管内各点压力。静息下的各点压力中，与邻近数值相比、压力增加达 50% 以上的区域为肛管高压区，其长度即为肛管高压区长度。

（2）**直肠肛门抑制反射（RAIR）**：指扩张直肠时，内括约肌反射性松弛，导致内压力迅速下降。正常情况下，向连接气体的导管内快速注入空气 50 ~ 60 mL，出现短暂的压力升高后，肛管压力明显下降，呈陡峭状，然后缓慢回升至原水平。出现上述变化称为直肠肛门抑制反射存在。

（3）**直肠感觉容量、最大容量及顺应性测定**：向气体内缓慢注入生理盐水，当患者直肠内有异样感觉时，注入液体量即为直肠感觉容量（V_s），同时记录下此时的直肠内压 P_1。继续向气体内缓慢注入液体，当患者出现便意急不能耐受时，注入液体量即为直肠最大容量（V_{max}），同样记录下此时的直肠内压 P_2。直肠顺应性是指在单位压力作用下直肠顺应扩张的能力，故直肠顺应性（C）可按以下公式计算：

$$C = \frac{\Delta V}{\Delta P} = \frac{V_{max} - V_s}{P_2 - P_1}$$

5. 肛管直肠压力测定的正常参考值及临床意义

（1）**正常参考值**：由于目前国际上尚缺乏统一的肛管直肠测压仪器设备及方法，故各单位参考值有所不同，同时还应根据患者具体情况综合分析，不能孤立地根据数值去判断，肛管直肠测压各正常参考值见表 3-1。

表 3-1 肛管直肠测压正常参考值

检查指标	正常参考值（成人）
肛管收缩反射（kPa）	≥ 0
肛管反射舒张压（kPa）	> 3
肛管最大收缩压（kPa）	> 10
肛管最大净增压（kPa）	> 6
肛管最大收缩时间（s）	> 15

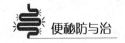

续表

检查指标	正常参考值（成人）
肛管排便舒张压（kPa）	＜0
直肠收缩压（kPa）	≥0
动作相关性	负相关
肛管静息压（kPa）	9～25
直肠静息压（kPa）	0.5～1.4
肛管功能长度（mm）	35～42

（2）肛管直肠测压的临床意义

1）先天性巨结肠症：测量时直肠肛门抑制反射消失，据此可诊断该病。

2）肛门失禁：肛管静息压和收缩压显著下降，肛管高压区长度变短或消失。直肠肛门抑制反射消失者，可致大便失禁。若仍有直肠肛门抑制反射者，不会引起失禁。对肛门失禁者行括约肌修补术或成形术，手术前后做肛管测压，可观察术后肛管压力回升及高压区恢复情况，为判定疗效提供客观依据。

3）习惯性便秘：可见直肠肛门抑制反射的阈值增大，敏感性降低。引起肛管及直肠静息压增高，肛管变长，耻骨直肠肌紧张。

4）痔：桥本等人报道Ⅰ期、Ⅱ期内痔肛管静息压与正常人无明显差别，Ⅲ期内痔肛管静息压明显下降，可平均下降2.2 kPa，手术后可基本恢复正常。

5）肛裂：Hancock报道肛裂患者肛管静息压明显高于正常人，肛裂为（12.7±4.2）kPa，正常人为（8.6±3.3）kPa，高差4.1 kPa，同时肛管收缩波可有明显增强，治愈后可恢复正常。如术前肛管测压，对静息压明显升高者行内括约肌切断术疗效较好，否则效果不佳。

6）肛瘘：原宏介报道肛瘘术前压力与正常人无明显差别，手术切断肛门内、外括约肌及耻骨直肠肌后，可见肛管收缩压降低，直肠肛门抑制反射减弱，肛门失禁。

7）其他：肛管直肠周围有刺激性病变，如括约肌间脓肿等可引起肛管静息压升高；直肠脱垂者该反射可缺乏或迟钝；巨直肠者直肠感觉容量、最大容量及顺应性显著增加；直肠炎症、放疗后的组织纤维化均可引起直肠顺应性下降。肛管直肠测压还可对术前病情及术后肛管直肠括约肌功能评价提供客观指标。

五、盆底肌电图检查

1. 原理

盆底肌电图检查是通过检测盆底肌肉自发或诱发的生物电活动，借以了解神经、肌肉系统的功能变化，从而对肌肉及其支配神经的生理功能、病理改变进行研究并协助临床诊断的一种方法。临床常用的方法有普通肌电图检查、诱发肌电图、单根肌纤维肌电图等。按使用电极可分为表面电极、单极同心针电极、双极同心针电极、单根肌纤维肌电电极及单极针电极等。现以临床常用的针式电极为例对盆底肌电图检查方法进行描述。

2. 临床应用

主要用于以下几种情况：①临床考虑盆底肌群活动异常或神经肌肉原发性或继发性损伤者。②可疑盆底肌失弛缓综合征的病例。③有盆底肌群活动异常表现，须鉴别为神经源性或是肌源性的病例。④以肌电为基础的生物反馈治疗。

3. 术前准备

检查前应向受试者详细讲解检查方法及过程，必要时事先按检查程序进行练习，取得其配合。仔细检查仪器设备，对监测系统的灵敏度、稳定性进行校准。患者一般无须做特殊准备，可嘱患者自行排便。检查者应熟悉盆底解剖，以便将电极精确导入欲测肌肉。

4. 操作技术

（1）**患者体位**：患者左侧卧位，置入电极后根据检查需要变换各种符合排便生理的体位，以便测定盆底诸肌在不同生理状态下的肌电反应。

（2）**电极置入**：左手戴手套，石蜡油润滑，示指进入直肠，做直肠指诊并确定欲检查肌肉，进针点消毒，右手持针电极刺入皮下，再根据需要在左手示指引导下定位于待监测肌肉。

（3）**连接导线，启动机器，调定标高**：根据测定需要调节标高高低，使

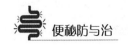

记录既不超出记录纸范围，又便于显示压力变化细节和测量计算。

（4）**记录**：观察并记录静息状态、模拟排便状态、轻度收缩状态、中度及最大收缩状态下的盆底肌电活动。

5.正常盆底肌电图及其意义

（1）**静息状态**：正常人肛提肌、耻骨直肠肌、肛门外括约肌在安静时均呈低频率的连续电活动，电压较低。

（2）**模拟排便**：正常人在排便动作时盆底肌电活动显著减少或呈电静息。

（3）**轻度收缩状态**：轻度收缩盆底肌时，可出现分开的单个运动单位电位，如只有一个运动单位收缩的电活动被记录，则出现振幅、波形和间隔相同的运动单位电位，称为单纯相。

（4）**中度及最大收缩状态**：中度收缩时，有多个运动单位参加活动，肌纤维放电频率增加，有些部位较稀疏，尚可分辨出单个运动单位电位，有些部位较密集，难以分辨出单个运动单位电位，称为混合相。最大收缩时，几乎全部运动单位均参加收缩，由于参与放电的运动单位数量增加，每一运动单位放电的频率也增加，不同的电位相互重叠、干扰，无法分辨出单个运动单位电位，称为完全干扰型。

6.异常盆底肌电图及其意义

（1）**耻骨直肠肌综合征**：模拟排便时肌电活动不但不减少，反而增加。

（2）**神经损伤或失神经支配**：完全性神经损伤早期呈电静息，即使最大用力收缩时也无任何运动单位电位出现，称完全无运动单位电位。2周后可出现纤颤电位、正锐波，正锐波可在静息状态下出现，其特征为：正相、尖形主峰向下的双相波，先为低波幅正相尖波，随后为一延长的、振幅极小的负后电位，多不回到基线，总形状似"V"字，波形稳定。于恢复过程中可出现多相电位（波形超过4相）。

7.特殊肌电检查方法及其应用

（1）**单根肌纤维肌电图**：可将运动单位内的单根肌纤维的动作电位记录下来。常用于肌纤维密度测定和电位间歇的确定。

（2）**诱发肌电图**（evoked electromyography）：用电刺激有关神经，诱

发其支配的肌肉发生的综合运动电位，称为诱发肌电图。可以用于测定神经的传导速度、各种反射、神经肌肉的兴奋性和肌肉的兴奋反应等。诱发肌电图在研究和诊断盆底肌支配神经的病变方面有重要意义。临床上常用于检测阴部神经末梢的运动潜伏期和经皮脊柱刺激潜伏期的测定。

8. 注意事项

1）电极置入定位必须精确，否则将导致对所测结果完全错误的解释，贻误诊断治疗。

2）检查结果须结合临床及检查过程综合做出评判，不应就图论图，避免假阳性和假阴性的产生。

六、球囊逼出试验

1. 临床应用

球囊逼出试验既可用来判断直肠的感觉是否正常，又可判断肛门括约肌的功能。如肛门括约肌受损无括约功能，而球囊可自行滑出肛门，或轻微地增加腹压后即可将球囊排出。该检查有助于判断直肠及盆底肌的功能有无异常。

2. 检查方法

球囊逼出试验的测试方法：将导尿管插入球囊内，用线扎紧球囊末端，球囊外部浸水润滑，将球囊插入直肠壶腹部，注入 37 ℃温水 50 mL 或空气 50 mL，用夹子夹住导管。在注水过程中，询问患者有无便意感，刚开始引起便意时，记录注入的水量（直肠感觉阈值）。嘱受试者取习惯排便姿势尽快将球囊排出，同时记录排出的时间（正常在 5 min 内排出）。球囊逼出试验临床多用于鉴别出口处阻塞和排便失禁。

3. 正常值

本试验中球囊排出的正常时间在 5 min 内。

4. 异常值及其意义

如果直肠感觉迟钝，正常容量不能引起排便反射，不能将球囊排出。异常结果：盆底肌的功能异常主要表现为排便困难。患者有会阴胀满感与便意，但排出粪便却十分困难（排便时间长，排便疼痛）。成形软便亦不易排出，患

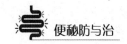

者常服用大量泻药或灌肠以期排空直肠，并常有排便时肛门难以张开之感。

第三节　便秘的诊断与分型诊断

1. 便秘的诊断

临床上诊断便秘并不困难，但要确认便秘的性质和类型却非易事，常需借助各种特殊检查才能确诊。

通过排便次数、粪便是否干硬、是羊粪球状（肠管痉挛性便秘）还是条状（肠管迟缓性便秘）、有无排便不尽感（常为直肠内脱垂）、有无腹部胀满及直肠坠胀等症状进行初步判断。然后进行以下检查，①肛门视诊：肛门是否向下突出，尤以蹲位时查看为好。②直肠指诊：括约肌是否紧张，特别是肛门内括约肌有无痉挛，有无勒指感，直肠前壁是否向阴道突出，突出的深度及范围有几指，肛管直肠环及耻骨直肠肌有无痉挛、变硬和半环形条索，肛门直肠角是否变锐。蹲位指诊有无黏膜向下脱垂，令患者用力咳嗽时脱垂黏膜有无冲击感，常能根据提示进行初步诊断。③肛门镜：有无多发性内痔脱垂（环形内痔）及黏膜脱垂，令患者用力咳嗽时脱垂黏膜是否向镜腔突入，边退镜边观察黏膜是否亦随之向肛管脱垂。

2. 分型诊断

（1）慢传输型便秘：①结肠传输试验为慢传输型便秘首选的检查方法。②排粪造影用于了解有无合并出口梗阻型便秘。③肛门直肠测压用于了解有无合并出口梗阻型便秘。④目前国内采用山梨醇 – 烯钡氢呼气试验进行小肠传输试验，主要用于测定胃和小肠的传输功能，诊断是否合并全消化道传输迟缓。⑤纤维结肠镜检查的主要目的是排除肠道器质性病变，有时可见直肠内脱垂及结肠黑变病的表现。⑥结肠测压检查可了解全结肠的动力状况，为确定手术切除范围提供资料。⑦十二指肠测压用于慢传输型便秘术前排除小肠传输迟缓，可预测手术效果。

慢传输型便秘主要与结肠肿瘤、出口梗阻型便秘、便秘型肠易激综合征、慢性结肠假性梗阻、成人先天性巨结肠相鉴别。

（2）**出口梗阻型便秘**：直肠指诊可初步诊断，排粪造影能显示直肠前突的深度及宽度，为诊断提供影像学依据。

（3）**盆底肌失弛缓综合征**：①肛管直肠压力测定因无创、灵敏度高和特异性高，是诊断该疾病的首选方法。静息压及收缩压均增高，括约肌功能长度增加，可达 5 ~ 6 cm。②排粪造影是诊断耻骨直肠肌综合征和盆底肌痉挛综合征的重要手段。做排便动作时，肛直角不增大甚至更小，耻骨直肠肌后缘压迹加深，呈平板状改变，称"搁架征"。③盆底肌电图静息时电活动正常或轻度增加，做排便动作时电活动增加，并可有反常电活动。气囊排出试验超过 5 min 或不能排出。结肠传输试验用来排除结肠慢传输型便秘。

第四节 大肠的形态改变与便秘的关系

大肠起于盲肠，止于直肠，包括盲肠、升结肠、横结肠、降结肠、乙状结肠及直肠六部分。升结肠与横结肠交界处为结肠肝曲，降结肠与横结肠交界处为结肠脾曲。结肠全长约 150 cm，宽 5 ~ 7 cm。

盲肠一半位于右髂窝内，可移动位置常有变异，可高至肝下，低入盆腔。内侧经回盲瓣接回肠末端，下方有阑尾。升结肠位于腹腔的右外侧，为结肠最细的部分，其后面无腹膜，故移动性小。乙状结肠位于盆腔内，本身具有肠系膜，移动性大。过长的乙状结肠，尤其系膜根部较窄时，容易发生扭转。直肠为乙状结肠的延续部分，起自第 3 骶椎水平，下端于尾椎尖端稍下方与肛管相连接，全长 12 cm，由于直肠后面无腹膜，故移动性小。直肠、乙状结肠交接处是结肠中最狭窄的部分，长为 1 ~ 1.5 cm，应注意与病理性狭窄相区别。直肠无结肠袋，其中段的扩张性很大，为直肠壶腹，直肠充盈时，其后缘紧靠骶骨前缘，两者间距离为 0.2 ~ 1.6 cm，平均为 0.7 cm。间距 > 2 cm 时有病理意义。

一、结肠

1. 结肠的特点

（1）**结肠带**：由大肠壁纵行肌增厚所形成的结构，沿大肠纵轴平行排

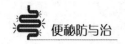

列，共3条。

（2）**结肠袋**：由3条结肠带的紧缩及结肠半月皱襞而形成，呈分节状。每一束袋分节长为3～5cm，充盈钡剂时，呈大致对称的袋状凸出，即为结肠袋。结肠袋的数目、深浅、大小因人而异，横结肠以上较明显，降结肠以下逐渐变浅，至乙状结肠接近消失。

（3）**肠脂垂**：从结肠浆膜层伸出的肠脂垂可发生扭转、出血，或可陷入结肠内产生套叠，有时可发生钙化，X线检查有一定意义。

（4）**生理收缩环**：在结肠X线检查时，某些固定的部位经常处于收缩狭窄状态，称为生理收缩环，自数毫米至数厘米长，其形态多有改变，有时较为固定，但黏膜皱襞无异常改变，此点可与器质性狭窄相鉴别。

（5）**结肠黏膜皱襞**：结肠黏膜皱襞表现为纵、横、斜三种方向交错结合的纹理。盲肠及升、横结肠的皱襞较密，以横行为主。降结肠以下的皱襞较稀，以纵行为主，其皱襞形态可随蠕动改变，且正常变异也很大。但无论如何，正常黏膜皱襞连贯完整，粗细相仿，边缘清晰。

在结肠黏膜表面存在着与肠管横径相平行的无数微细的浅沟，称为"无名沟"，它们之间基本上相互平行，并可相互交叉形成微细的网目状结构，构成细长的纺锤形结肠小区，小区的大小为1mm×（3～4）mm，小沟和小区是结肠双对比造影相上能显示的黏膜的最小单位，为结肠微细病变诊断的基础。

2.结肠异常形态

结肠病变可产生结肠直径、外形、功能、位置、密度及结构等异常X线征象，可通过对这些异常征象的综合分析诊断结肠疾患。

（1）**结肠扩张性病变**：腹部X线平片检查可看到结肠明显扩张、积气、积存大量粪便，有时形成气液平面，呈现低位肠梗阻征象。充气的结肠内可显示结肠袋影像，可与小肠扩张相鉴别。常见于：①巨结肠症。先天性巨结肠症和特发性巨结肠症的X线鉴别为：前者在钡剂灌肠检查时，可显示直肠及乙状结肠远端之狭窄段；后者只表现结肠的扩张；而无局限性狭窄段。②先天性直肠肛门畸形。对怀疑为此病的新生儿，可于生后20h左右（此时气体已充分进入胃肠道内）进行X线检查，方法：在患儿肛门部皮肤固定一金属标记，将患儿倒立 1 ~ 2 min，使肠道内气体充分进入直肠盲端，拍摄腹部正位平片。测量直肠盲端与金属标记之间的距离可了解直肠闭锁的高度。③各种原因所致的后天性机械性结肠梗阻。④反射性肠麻痹时也可见到结肠扩张，但同时存在小肠及胃的扩张。

（2）结肠狭窄性病变：广泛性结肠狭窄多见于结肠先天性疾患。如先天性小结肠、新生儿结肠失用性萎缩、新生儿全结肠无神经节细胞症等。这些疾患所显示的结肠狭窄极为明显，直径约 1 cm。器质性小结肠可表现为实心性结肠；在后天性疾患中，如溃疡性结肠炎后期也可表现为广泛性狭窄，肠管短缩，肠管轮廓光滑而僵硬如水管状。

（3）结肠带减少或者消失：诸如此类的结肠形态改变都会引起便秘。

二、肛门、直肠

肛门、直肠出现黏膜脱垂、直肠前突、狭窄、巨直肠等形态改变，都会引起排便困难或排便不尽感，造成出口梗阻型便秘。

参考书籍

［1］刘宝华. 便秘的诊断及治疗［M］. 北京：军事医学科学出版社，2002.

［2］赵发，李红岩. 便秘［M］. 北京：军事医学科学出版社，2007.

［3］焦俊，张兰花，曾曦. 便秘影像学［M］. 上海：第二军医大学出版社，2015.

［4］张胜本，秦银河. 便秘临床基础［M］. 北京：科学技术文献出版社，1997.

［5］罗成华. 便秘治疗学［M］. 北京：科学技术文献出版社，2009.

第四章

及时治疗便秘很关键

第一节 饮食疗法

饮食疗法又称食疗或食治，是指在中医理论或现代食品营养学理论的指导下，通过调整饮食结构，改变饮食习惯，采用具有治疗作用的某些食物或适当配合中药，以达到治疗疾病、促进健康、增强体质的目的。

《黄帝内经》有言，"五谷为养，五果为助，五畜为益，五菜为充"，提出了合理的膳食搭配原则。孙思邈在《千金方》中提出"凡欲治疗，先以食疗，既食疗不愈，后乃用药尔"。亦有医家言"以食物作药物，性最平和，味不恶劣，易办易服"。

一般说来，食疗主要有两种方法：一是利用食物本身的特性，或生用或经过调制烹饪，以发挥其医疗作用；二是配用合适的中药，经过一定的工艺加工制成食品，予药物以食物的形式，即所谓的"药膳"，它包括药酒、药粥、药茶、药食、药菜等形式。严格意义来讲，药膳属于药物剂型的一种。在应用药膳时，应当注意以中医理论做指导，根据便秘患者个体情况，有针对性地选用不同的方案。目前，食疗因容易被人们接受，正在走向千家万户。

饮食习惯不合理、精细化食物、缺少膳食纤维是引起便秘的主要原因。针对这些原因，可以多吃对便秘有益的水果、蔬菜，多吃富含膳食纤维及易产气的食物，通过促进胃肠蠕动与排便，改善便秘。

一、食物的四气与五味

中医理论中，每种食物均具有"四气"与"五味"，食用后可产生不同的保健治疗作用。

（1）**四气**：指寒、热、温、凉四种性质。与药物相同，食物的寒、热、温、凉是从食物作用于机体后所发生的反应中概括出来的。一般而言，具有清热泻火、解毒、平肝安神等作用，能抑制、损伤阳气（脾胃之阳、心肾之阳）的食物，性属寒凉，代表食物有苦瓜、西瓜、梨、绿豆等，可以调治热性病。相反，具有温中散寒、补火助阳、温肾益气等作用，能助热、损伤人体阴液（肺阴、胃阴、肝阴）的食物，性属温热，代表食物有辣椒、葱、姜、蒜、羊肉等，可以调治寒性病。食物中过于寒凉与过于温热的都比较少，最多的则是寒热性质不明显的平性食物。

（2）**五味**：指酸、苦、甘、辛、咸五种不同的味道。在中医理论中，不同的味道有不同的作用，五味与五脏有密切的关系，它既是中药学的提纲理论，也是解释、归纳食物效用和食疗选方的依据。

1）酸味：酸入肝，酸涩的食物具有收敛、固涩的作用，可用于治疗出虚汗、泄泻、小便频多、滑精、咳嗽经久不止等病症。但酸味容易敛邪，一些疾病早期需慎用。常见的属酸味的食物有醋、番茄、橘子、杏、山楂、乌梅、葡萄等。

2）苦味：苦入心，苦味的食物具有清热泻火、燥湿解毒的作用，可用于治疗热证、湿证。但苦寒败胃，脾胃虚弱者应慎用。常见的属苦味的食物有苦瓜、苦茶丁、杏仁、百合等。

3）甘味：甘入脾，甘味的食物具有补益和中、缓急止痛的作用，可用于治疗气虚的病症。但过食甘味容易中满。常见的属甘味的食物有莲藕、土豆、胡萝卜、芹菜、芋头、南瓜、大枣、饴糖、小麦，还有各种豆类、谷物、鱼类等。

4）辛味：辛入肺，辛味的食物具有发散、行气、行血的作用，可用于治疗表证、寒凝疼痛等病症。但辛味易伤津液，要防止过量。常见的属辛味的

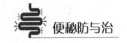

食物有生姜、葱、芫荽等。

5）咸味：咸入肾，咸涩的食物具有软坚散结、泻下的作用，用治大便燥结、瘰疬痰核、瘿瘤、癥瘕痞块等病症。常见的属咸味的食物有盐、海带、海参、紫菜等。

二、食疗的使用原则

（1）因人制宜：

1）根据年龄：不同的年龄有不同的生理特征，食疗应根据年龄特征配制膳食。儿童生长快速，代谢旺盛，但稚阴稚阳，易伤食罹虫，故食疗应健脾消食，选食山药粥、蜜山楂等，慎用温热峻补食物。老年人脏腑机能减退，气血既衰，宜食温热熟食，易消化而性温滋补之品，忌食黏硬生冷食物。

2）根据性别：男女生理各有特点，尤其女性有经、带、胎、产，屡伤于血，故常血偏不足而气偏有余，平时应食以补血为主的膳食。经期、孕期宜多食养血补肾之品，产后应考虑气血亏虚及乳汁不足等问题，宜选食益气血、通乳汁的食物，如归参炖母鸡、炖猪蹄等。

3）根据体质：体质偏寒的人宜食温热性食物，如姜、葱、蒜、桂圆肉、羊肉等，少食生冷偏寒食物。体质偏热的人，宜食寒凉性食物，如绿豆、西瓜、芹菜、梨等，少食辛燥温热性食物。体胖之人多痰湿，宜多吃清淡化痰的食物，为能饱腹，可多吃些纤维素较多的蔬菜，如芹菜、韭菜、笋等。体瘦的人多火，宜吃滋阴生津的食物。脾胃功能欠佳者，可常吃山药莲子粥等。健康之人阴平阳秘，气血调和，饮食起居正常。男子多宜滋补肝肾，女子多宜调补气血。

4）根据病情：病情有寒、热、虚、实的不同，根据不同的情况，选择相应的食物，寒者热之，热者寒之，虚者补之，实者泻之。如寒凉疾病可吃姜、酒、羊肉、狗肉等以温热之；燥热疾病可吃生梨、生藕、香蕉、芹菜、西瓜等以清凉之；实性不通性疾病可服麦芽、山楂、鸡内金、陈皮等以通泻之；气血虚衰性疾病可服当归、人参等以补益之。

（2）因时制宜：天人相应，"四时阴阳者，万物之根本也"，四时气候的变化，对人体的生理功能、病理变化均产生一定的影响，故食疗应注意气候特点。故中医有"春夏养阳，秋冬养阴"的养生准则。

（3）因地制宜：俗话说，一方水土养一方人。地域不同，人的生理活动、饮食特点和病变特点也不尽相同，所以食疗应根据地域的不同配制膳食。如东南沿海地区气候温暖潮湿，居民易感湿热，宜食清淡除湿的食物；西北高原地区气候寒冷干燥，居民易受寒凉，宜食温阳散寒或生津润燥的食物。

（4）合理搭配，防止偏食：合理搭配饮食应当根据食物的不同性质，加以合理安排，这就是人们常说的膳食平衡。在主食中，粗粮、细粮要同时吃，不可单一偏食。以赖氨酸为例，小米和面粉中含量较少，而甘薯和土豆中则较多，粗粮中含有较丰富的维生素 B_2、烟酸，而精米、精面中含量较少。以粗细、干稀、主副搭配的饮食，营养丰富，能够满足机体需要，促进疾病康复。要适当多食含 B 族维生素丰富的食物及易产气的食物，适当增加高脂肪食物，对肠道产生新的刺激，可增加肠蠕动，有利于排便。食物具有不同的性味，如饮食过寒、过热，食之过量，甚至偏食，易伤脾胃，使阴阳失调，脏腑功能紊乱，久而久之或化热、化火，或寒从中生，酿成疾患。因此，药膳调治便秘时不宜时间过长，不可长时间单食一种或一类食物，要避免偏食。

（5）日常饮食宜忌：对于便秘患者来说，饮食要定时定量，每餐进食以吃八分饱为宜，平时饮食以清淡易消化、富有营养为原则，并注意多吃富含膳食纤维和其他具有滑肠通便作用的食物。对于易使胃肠产生燥热，大便干燥、秘结的食物，则应当尽量不吃。

便秘患者忌食辛辣等强刺激性食物（如辣椒），不宜食用炙、炸、烤、熏的食物，慎食温热性食物（如羊肉），不宜食具有收敛作用的食物（如石榴、梅子等），并禁止吸烟、饮酒，忌饮浓茶、咖啡等。

三、便秘的饮食注意

1. 痉挛性便秘

1）多饮水，保持肠内粪便中有水分，以利通便，如早晨饮蜂蜜水等。

2）无食物纤维的低渣饮食：先食低渣半流质饮食，禁食蔬菜及水果，后改为低渣软饭。

3）适当增加脂肪，脂肪润肠，脂肪酸促进肠蠕动，有利于排便，但不宜

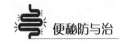

过多，每天应＜100 g。

4）经常吃一些"琼脂"制品，琼脂是植物胶的一种，一般称为"洋粉""洋菜"。它是由海产的石花菜类制成的，在西餐的冷食中经常用到，也属于纤维类食物。它能够在肠道中吸收水分，使肠内容物膨胀，增加大便量，刺激肠壁，引起便意。

5）禁食刺激性食物：禁止饮用酒、咖啡、浓茶及食用辣椒、咖喱等刺激性食物。

2. 无力性便秘

便秘患者的饮食治疗要根据不同的便秘类型给予不同的饮食。一般老年人因摄入食物过少或食物过于精细，缺乏食物残渣对结肠运动的刺激，不能产生便意，同时由于年龄的关系，协助排便的肌肉无力也会造成便秘。因此，老年人一般患的是迟缓性便秘。迟缓性便秘的饮食治疗主要是通过饮食调节，增加粪量，刺激肠蠕动，增强排便能力。

1）含膳食纤维饮食：多供给富含膳食纤维的食物，包括可溶性和不可溶性纤维，以刺激肠管，促进胃肠蠕动，增强排便能力。如粗粮、带皮水果、新鲜蔬菜等。可以选用多纤维素制剂，每天摄入膳食纤维14 g以上，有较好疗效。

2）多饮水：使肠内保持足够的水分，有利于粪便排出。

3）多食B族维生素：多食用含B族维生素丰富的食物，可以促进消化液分泌，维持和促进肠蠕动，有利于排便。如粗粮、酵母、豆类及其制品。

4）多食产气食物：多选食易产气的食物，以促进肠蠕动加快，有利于排便，如洋葱、萝卜、蒜苗等。

5）高脂肪：适当摄入高脂肪食物，植物油能直接润肠，且分解产物脂肪酸有刺激肠蠕动作用，如芝麻、花生、核桃及芝麻油、花生油、豆油等，每天脂肪总量可以达到100 g。

6）饮食禁忌：忌烟酒及食用辛辣等对通便不利的食物。经常便秘的老人可服用B族维生素，每天15 mg。

7）进食洋粉制品：洋粉在肠内吸收水分，使粪便润滑有利排泄。

8）经常便秘的老人可服用维生素B_1，每天15 mg。

四、便秘的饮食选择

1.饮食选择原则

便秘患者的饮食选择非常重要，也很复杂，现将其基本原则概括为：①多摄入富含膳食纤维的食物，如各种蔬菜、水果、粗粮、海带、豆类、芝麻等；②多食产气食物，如生葱、生黄瓜、萝卜等，利用其在肠道中发酵，促进肠蠕动；③多饮水，适当进食含脂肪食物和蜂蜜，以保持肠道中粪便的水分，增加肠蠕动，使大便变软。

2.便秘患者要多吃滑肠通便的食物

（1）**菠菜**：甘凉而滑，有下气调中、养血润肠的作用，对慢性便秘者有一定调治作用。

（2）**甘薯叶**：甘润滑泄，有通便之功。鲜品 100 g，水煎服，或用油盐炒熟当菜吃，均能通便。

（3）**莜麦**：性质寒凉，有润肠通便的作用，可促进胃肠道蠕动，但多食伤胃，尤其对于脾胃虚寒而消化不良者忌多食。

（4）**燕麦**：有滑肠和下行之力，可引起缓泻。

（5）**花生**：性质甘润，含丰富脂肪，有下行滑肠之力，大便干结者生食或煮熟食均可。其炒食通便力较差，且有香燥之嫌。

（6）**芝麻**：多油质润，有滑肠通便之功，还有补虚扶正、延年益寿作用。故本品特别适合年老体虚便秘者食用，长期服用可预防便秘。

（7）**黄瓜**：性质寒凉，有清热下气之力，但多食易伤阳气。

（8）**冬瓜**：性偏寒凉，有清热下行之力，多食可影响脾胃之阳，胃虚寒者不宜多食。

（9）**丝瓜**：性质偏凉，有滑肠致泻作用，但多食久食可损及脾胃纳运功能。凡脾胃纳运功能弱者，不宜多食。

（10）**番瓜**：又名饭瓜，性温味甘，有补中养胃之功，含多量糖分和纤维素，有通大便作用。

（11）**黑木耳**：又名木耳、云耳，性平味甘，有补气生血的作用，其性滑利，还有滑肠通便之功。年老、气血不足之便秘者常食木耳大有裨益。

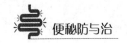

（12）**绿豆芽**：性质寒凉，有清利之力，有利于排便，但易伤脾胃之阳，且不易消化，故脾胃阳气不足者不宜多食。

（13）**油菜**：性凉滑润，有通便作用，便秘者宜，但便溏腹泻者忌食。

（14）**大白菜**：性质偏凉，有滑泄清利之力，便秘者宜食之。因其性偏寒凉，多食和生食可损伤胃气，加重虚寒症状，故脾胃阳气不足者不宜多食。

（15）**小白菜**：又名油白菜、菘菜，性平，味甘，有清热、通利胃肠的功能。它含有较多的粗纤维，食后可增加胃肠蠕动和消化液的分泌，促进食物消化，具有防止便秘的特殊功效。

（16）**卷心菜**：又名包心菜，以其叶能卷心而得名。性平，味甘，有益脾胃、滑肠道的作用，有利于缓解便秘。卷心菜比大白菜含的粗纤维多，且粗糙，质硬，消化功能差的人不易食用。

（17）**茼蒿**：又名蒿菜、蓬蒿，性平，味辛而甘，可消食开胃，滑肠通便，但多食令人气满，故有腹胀不适者不宜食。

（18）**芫荽**：又名香菜，性微温，味辛，有消食下气的作用，其所含的香精油能促进消化液的分泌，加速胃肠的蠕动，有利于排便。

（19）**蕹菜**：又名蓊菜，因其心中空，故又名空心菜。性寒，味甘，有清胃肠热、润肠通便之功，可用于便秘的辅助治疗。常食之，可预防便秘的发生。

（20）**莴笋**：性质寒凉，有清泄之力，多食可伤脾胃之阳，故阳虚者不宜多食，脾胃虽健亦不可过食，过则损伤脾胃。

（21）**茭白**：性质寒凉，有滑泄之力，大便秘结者可食之。凡脾胃虚寒者忌食。

（22）**萝卜**：性质偏凉，有行气消胀之力，有利于肠道通利。

（23）**甘蔗**：性质寒凉，有下气之力，多食可通便，加重腹泻，故有腹泻者忌食。

（24）**竹笋**：性寒，味甘，含有大量的纤维素，能促进肠道的蠕动，防止便秘的发生。另外，竹笋含有较多的难溶性草酸钙，凡尿路或胆管结石者不宜多食。

（25）**茄子**：性凉，味甘，有滑利之性，可宽肠利气，通导大便。

（26）**荸荠**：有消积化食之力，但其性质寒凉，空腹时不宜多食，虚寒胃病食之无益，如《随息居饮食谱》言其"中气虚寒者忌之"。

（27）**落葵**：又名胭脂菜，性寒，味酸，有滑肠通便之力，常食可保持大便通畅。

（28）**梨**：性凉，味甘微酸，有生津止渴、润燥、止咳之功效，对津亏便秘有辅助治疗作用。

（29）**松子**：性平，味甘，富含油脂，有补养和润肠通便之功，对病后体虚者、老年人、产妇便秘，尤为适宜。

（30）**西瓜**：性寒，味甘，清热消暑、生津止渴，因瓜内粗纤维多，故还有通大便作用。吃西瓜后，大便量多，并带有瓜瓤颜色，这便是瓜内粗纤维多的缘故。

（31）**蘑菇**：性质寒凉，有润肠通便之力，且具滋补之性，尤其适用于老年、体弱等患者。

五、便秘常用药膳

药膳在我国有几千年的历史。俗话说，药补不如食补。日常生活中如果能调节搭配好饮食，可以很好地预防便秘，发生便秘时能做几道合适的膳食服用，可起到治疗作用。根据便秘的不同证型，列举一些药膳方，供患者参考选用。

1.实秘

（1）**胃肠积热**

主要症状：大便干结，腹中胀满，疼痛拒按，身热面赤，口干口臭，口舌生疮，心烦不寐，小便黄赤，舌质红，舌苔黄干，脉滑数。

施膳原则：泻热通便。

常用药膳方：决明子茶，番泻叶茶，生地黄粥。

决明子茶

组成：决明子 500 g。

做法：洗净决明子，晾干，上锅炒至微香，放凉，备用。

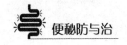

用法：每次取 30 g，开水冲泡 3 ~ 5 次，代茶饮。

功效：清肝明目，泻热通便。

番泻叶茶

组成：番泻叶 5 ~ 10 g，白糖适量。

做法：沸水冲泡后代茶饮。

用法：代茶饮，频服，可冲泡 3 ~ 5 次。

功效：泄热导滞，行水消胀。

生地黄粥

组成：生地黄汁 50 mL，粳米 100 g，蜂蜜 30 g。

做法：鲜生地黄洗净后榨汁，或干地黄煎汁。先用粳米加水煮粥，煮沸后加入地黄汁和蜂蜜，煮成稀粥。

用法：每天 1 ~ 2 次。

功效：清热生津，润肠通便。

（2）肝郁气滞

主要症状：大便干结，或不甚干结，欲便不得出，或便出不爽，肠鸣矢气，腹胀，甚则腹中胀痛，胸胁满闷，精神抑郁，嗳气频作，纳食减少，舌苔薄腻，脉弦。

施膳原则：顺气行滞通便。

常用药膳方：三子通便茶，麻仁茴香汤。

三子通便茶

组成：苏子 15 g，莱菔子 20 g，牵牛子 10 g。

做法：以上 3 味药，沸水冲泡。

用法：频服，可冲泡 3 ~ 5 次。

功效：行气消积，润肠通便。

麻仁茴香汤

组成：大茴香 7 个，火麻仁 15 g，生葱白 7 根。

做法：以上3味共研烂，加水煎20 min，取上清液饮用。

用法：每天2次。

功效：行气润肠通便。

（3）阴寒积滞

主要症状：大便艰涩，腹痛拘急，腹满拒按，胁下偏痛，手足不温，呃逆呕吐，舌苔白腻，脉弦紧。

施膳原则：温里散寒，通便止痛。

用膳宜忌：宜食核桃仁、麦麸、荞麦、肉苁蓉、羊肉、羊肾、狗肉、韭菜、牛乳等温阳散寒的食物与药物；忌食浓茶及生冷、寒凉食物。

常用药膳方：桂心粥，薤白粥。

桂心粥

组成：桂心2 g，茯苓2 g，桑白皮5 g，粳米50 g。

做法：先用水煎煮桂心、茯苓、桑白皮，取汁去渣，用汁煮米成粥即可。

用法：晨起作早餐服下。

功效：温里散寒，通便止痛。治浊阴凝结便秘。

薤白粥

组成：薤白10 g，粳米50 g。

做法：将米淘洗后与薤白同煮做粥如常法。

用法：晨起作早餐服下。

功效：祛寒散结，通便止痛。治浊阴凝结便秘。

（4）食滞便秘

主要症状：伤食之后即出现大便秘结，或大便秽臭不爽，伴胃脘胀满疼痛，嗳腐吞酸，或呕吐不消化食物，吐后痛减，舌苔厚腻，脉滑。

施膳原则：导滞通便。

用膳宜忌：宜食山楂、神曲、萝卜、莱菔子、枳实等消积导滞的药物和食物；忌食肉类等不易消化的食物和辛辣刺激之品。

常用药膳方：槟榔粥。

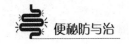
槟榔粥

组成：槟榔片 10 ~ 15 g，粳米 100 g，蜂蜜 15 ~ 20 g。

做法：先将槟榔片煎汁去渣，与粳米煮粥，熟后调入蜂蜜。

用法：分 2 次吃。

功效：导滞通便。

2. 虚秘

（1）气虚

主要症状：大便多日不行，排出无力而便质不干，临厕努挣则乏力，汗出气短，神疲肢倦，头晕乏力，舌质淡，脉细弱无力。

施膳原则：补气润肠通便。

用膳宜忌：宜食人参、黄芪、党参、玉米、山药、山芋、粟米、猪肉、牛肉、红枣、蜂蜜等食物和药物；忌食辛辣刺激食物。

常用药膳方：黄芪蜜饮、小米面茶、红薯山药大枣羹、太子参山芋粥、五仁粥。

黄芪蜜饮

组成：黄芪片 20 g，陈皮 9 g，火麻仁 5 g，蜂蜜 30 g。

做法：将火麻仁捣烂，与洗净的黄芪片、陈皮同入锅中，加水适量，煎煮 30 min，去渣取汁，待药汁转温后加入蜂蜜，调匀即成。

用法：上下午分饮。

功效：益气润肠。主治气虚型便秘。

注意事项：蜂蜜需要等药汁转温后加入，过热时加蜂蜜会破坏其中的营养成分，也影响润肠通便效力。

小米面茶

组成：小米面 500 g，芝麻酱 45 g，芝麻仁 3 g，香油、精盐、碱面、姜粉各适量。

做法：将芝麻炒成焦黄色，擀碎，加入精盐，拌匀。锅内烧水，放入姜粉，水开后将和成稀糊的小米面倒入锅中，放点碱面，略加搅拌，开锅，盛到碗里，将芝麻酱和香油调匀，用小勺淋入碗内，撒上芝麻盐。

用法：当点心吃。

功效：益气健脾，滋阴润燥。主治气虚型便秘，亦适用于阴虚型便秘。

红薯山药大枣羹

组成：红薯200 g，山药150 g，大枣15枚，红糖20 g。

做法：将红薯洗净，切片，浸入淡盐水中30 min，捞出后漂洗1次，切碎，研磨成红薯粉糊。山药洗净，去皮，与冷水浸泡的大枣一同入锅，加水适量，小火煨煮至稠糊状，调入红薯粉糊，边搅边调，加红糖煨煮成羹即成。

用法：早晚分食。

功效：益气健脾，宽肠通便。主治气虚型便秘，对合并动脉粥样硬化、癌症的患者尤为适宜。

太子参山芋粥

组成：太子参10 g，山芋250 g，粳米30 g，白糖10 g。

做法：将山芋洗净去皮，切成薄片，与洗净的太子参、淘洗干净的粳米同入锅中，加水适量，用大火煮沸，改小火煨煮至粥糊，趁热加入白糖，搅匀，待糖溶化即成。

用法：早晚分食。

功效：补中益气，健脾和胃，宽肠通便。主治气虚型便秘及各种类型的便秘，对合并动脉粥样硬化、高血压病、冠心病、癌症者尤为适宜。

注意事项：合并消化道溃疡、胃酸过多和消化不良的人应少食山芋。生了黑斑病的山芋、腐坏的山芋及发芽的山芋，因其中的龙葵素含量大大增加，易于中毒，所以禁止食用。

五仁粥

组成：芝麻、松子仁、核桃仁、桃仁（去皮尖，炒）、甜杏仁各10 g。

做法：五仁混合碾碎，入粳米200 g，共煮稀粥，加糖适量。

用法：每日早晚服用。

功效：健脾益气，润肠通便。

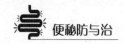

（2）血虚

主要症状：大便干结，面色少华，心悸气短，失眠多梦，健忘，口唇色淡，舌淡苔白，脉细。

施膳原则：养血润燥通便。

用膳宜忌：宜食黑芝麻、当归、何首乌、柏子仁、桑葚、蜂蜜、果汁、虾类、瘦肉等养血润肠的食物与药物；忌辛辣动火食物。

常用药膳方：首乌蜂蜜饮、芝麻杏仁当归糊、蜜饯鲜桑葚、当归桃仁粥。

首乌蜂蜜饮

组成：生何首乌 400 g，蜂蜜 100 g。

做法：将生何首乌洗净，晒干或烘干，研末。服时调入蜂蜜，拌和均匀。

用法：每晚睡前或晨起空腹时用温开水送服 20 g。

功效：养血润肠。主治血虚型便秘。

芝麻杏仁当归糊

组成：黑芝麻 100 g，杏仁 60 g，当归 15 g，银耳 60 g，粳米 100 g，白糖 100 g。

做法：将黑芝麻、杏仁、粳米、当归烘干，研成粉末，银耳用温水洗净，泡发开，熬成羹。分成 5 份，每次服用 1 份。

用法：早晚分食。

功效：补血润肠通便。主治血虚型便秘，也适用于阴虚型便秘。

注意事项：合并糖尿病的患者忌食。

蜜饯鲜桑葚

组成：鲜桑葚 500 g，蜂蜜 200 g。

做法：鲜桑葚洗净，放在铝锅内，加蜂蜜，用小火煮沸，待冷，装瓶备用。

用法：当蜜饯，随意食用。

功效：养血润肠，滋补肝肾。主治血虚型便秘，也适用于阴虚型便秘。

当归桃仁粥

组成：当归 30 g，桃仁 10 g，粳米 100 g，冰糖适量。

做法：将当归、桃仁洗净，微火煎煮半小时，去渣，留汁备用。粳米淘洗干净，加水适量，与药汁同入锅中，煮成稠粥，加冰糖适量，待冰糖溶化后即成。

用法：早晨起床后，顿服或早晚分服。

功效：补血活血，润肠通便。主治血虚型便秘，对合并贫血、冠心病、心肌缺血的患者尤为适宜。

注意事项：孕妇忌用。

（3）阴津亏虚

主要症状：大便干结，如羊屎状，形体消瘦，头晕耳鸣，两颊红赤，心烦少眠，潮热盗汗，腰膝酸软，舌红少苔，脉细数。

施膳原则：养阴生津，润肠通便。

用膳宜忌：适当增加含粗纤维多的食物，如粗粮、蔬菜、水果。多吃芝麻、蜂蜜、麻油、花生油、雪梨、香蕉、葵花子、松子仁、柏子仁、生何首乌、玉竹、麦冬、玄参、生地黄、全瓜蒌、火麻仁、郁李仁等滋阴润肠的食物和药物；忌食醇酒、浓茶、辣椒等刺激性食物。

常用药膳方：芝麻奶汁饮、蜂蜜盐水饮、二仙通幽茶、玉竹沙参粥。

芝麻奶汁饮

组成：芝麻 20 g，鲜牛奶 200 g，蜂蜜 30 g。

做法：将芝麻炒酥研成末，与鲜牛奶、蜂蜜一起烧开搅匀，食之。

用法：早晚分食。

功效：滋阴润肠通便。主治阴虚型便秘。

注意事项：糖尿病患者忌用。

蜂蜜盐水饮

组成：蜂蜜 30 g，精盐 1 g。

做法：将蜂蜜、食盐放入杯中，用温开水冲泡，调匀即成。

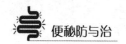

用法：清晨起床后顿服。

功效：滋阴润肠，补中通便。主治阴虚型便秘，亦可通治各种类型的便秘。

注意事项：肾炎患者及各种水肿患者忌用；严格掌握精盐用量，每次不宜超过 1 g。

二仙通幽茶

组成：桃仁 9 g，郁李仁 6 g，当归片 5 g，小茴香 1 g，红花 1.5 g。

做法：将以上 5 味洗净后入锅，加水适量煎熬 30 min，去渣取汁即成。

用法：上下午分饮。

功效：润肠通便，行气活血。主治阴虚型便秘，亦适用于血虚型便秘。

玉竹沙参粥

组成：玉竹 10 g，沙参 20 g，大米 50 g。

做法：玉竹、沙参加水煎汁，去渣后加大米，再加水如常法煮粥。

用法：早晚分食。

功效：养阴润燥，生津通便。主治阴虚型便秘，亦可用于热病或久病后大便干结、口干舌燥等症。

注意事项：兼有外感未愈及痰湿内阻者忌食。

（4）阳虚

主要症状：大便干结或不干，排出困难，乏力气短，畏寒肢冷，腹中冷痛，腰膝酸软，小便清长，夜尿多，舌淡嫩，苔白润，脉沉迟或细而无力。

施膳原则：温阳通便。

用膳宜忌：宜食核桃仁、麦麸、荞麦、肉苁蓉、羊肉、羊肾、狗肉、韭菜、牛乳等温阳通便的食物与药物；忌食浓茶及生冷、寒凉食物。

常用药膳方：肉苁蓉粥、胡桃仁糖茶、鲜奶玉露、白羊肾羹。

肉苁蓉粥

组成：肉苁蓉 15 g，精羊肉 100 g，粳米 100 g，生姜 3 片，葱白适量，细盐少许。

做法：分别将肉苁蓉、精羊肉洗净后切细备用。先用砂锅煎肉苁蓉取汁，去渣，纳羊肉、粳米同煮成粥。再加入生姜、葱白、细盐，煮一二沸后即可食用。

用法：随意食用。

功效：润肠通便，补肾助阳。

注意事项：肉苁蓉粥属温热性药粥，阴虚有热者不宜服。此外，此粥适于冬季而不适于夏季。

胡桃仁糖茶

组成：胡桃仁、白糖各 30 g。

做法：将胡桃仁捣碎即可。

用法：用开水冲服，加入白糖，每日 3 次。

功效：温补肺肾，润肠通便。主治阳虚型便秘。

注意事项：糖尿病患者及体内积热者忌食。

鲜奶玉露

组成：炸核桃肉 80 g，生核桃肉 45 g，粳米 60 g，牛奶 200 g，白糖 12 g。

做法：将米洗净，用水浸泡 1 h 捞出，滤去水分，和生核桃肉、炸核桃肉、牛奶、清水拌匀磨细，再用纱布袋滤渣待用。将锅内清水烧沸，加入白糖，溶化后，过滤去渣，再烧沸，将核桃等汁慢慢倒入锅内，不断搅拌成露，待熟后，装入碗内即成。

用法：早晨顿服。

功效：温肾助阳，润肠通便。主治阳虚型便秘。

白羊肾羹

组成：白羊肾 2 对（切成片），肉苁蓉 30 g（酒浸，切），羊脂 120 g（切作片），胡椒 6 g，陈皮 3 g（去白），荜茇 6 g，草果 6 g，葱、姜、盐各适量。

做法：将羊肾煮汤，并将各味药物及佐料放入一布袋内扎紧，放入同煮，肉熟，去药袋再加入面做羹。

用法：上下午分食。

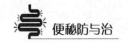

功效：温补肾阳。主治阳虚型便秘。

注意事项：羊肾胆固醇含量偏高，合并高血压病、冠心病、动脉粥样硬化、高脂血症、脂肪肝等患者不宜食用本药膳。

第二节 针刺疗法

针刺疗法是运用各种金属针具，通过刺激人体腧穴以达到疏通经络、调和气血的作用，进而扶正祛邪，恢复人体健康，并结合不同的行针手法以达到防治疾病的目的。针刺疗法具有适用范围广泛，疗效明显、方便经济等特点。

一、针具选择

对于针具的选择，现在多选用不锈钢所制针具。不锈钢不仅能够防锈蚀、耐热，并且具有一定的硬度、弹性和韧性。金质、银质的针，弹性较差，价格昂贵，因此较少应用。在临床应用前还需按照要求进行检查，以防在针刺施术过程中，给患者造成不必要的痛苦。在选择针具时，除了应注意上述事项外，临床上还应当根据患者的性别、年龄、形体的肥瘦、体质的强弱、病情的虚实、病变的表里浅深和所取腧穴所在的具体部位，选择长短、粗细适宜的针具。如男性、体壮、形肥且病变部位较深者，可以选稍粗、稍长的毫针。反之，女性、体弱、形瘦且病变部位较浅者，就应当选用较短、较细的针具。根据腧穴的所在具体部位进行选针时，通常是皮薄肉少之处和针刺较浅的腧穴，选针宜短而针身宜细；皮厚肉多而针刺宜深的腧穴宜选用针身稍长、稍粗的毫针。临床上选针常以针刺入腧穴应至之深度，而针身还露在皮肤上稍许为宜。如应刺入0.5寸时，可选1.0寸的针；应刺入1.0寸时，可以选1.5～2.0寸的针。

二、消毒

在针刺治疗前，必须严格消毒（包括针具器械消毒、医者手部和施术部位的消毒）。针具器械消毒可采用多种方法，如高压消毒（1.5 kg/cm^{2}的压力，120 ℃高温下保持 15 mim 以上）、煮沸消毒（清水煮沸后，煮 10 ～ 15 mim）、药物消毒（75%酒精浸泡 30 mim）。其中煮沸消毒简便易行，无须特殊设备，比较常用，而高压消毒效果最佳。医者的手，先用肥皂洗刷干净，再用 75%酒精或 0.5%碘酒棉球涂擦。施术部位用 75%酒精或 0.5%碘酒棉球擦拭即可。

三、针刺疗法体位选择

针刺时，患者体位选择是否适当，对腧穴的正确定位、针刺的施术操作、持久的留针，以及晕针、滞针、弯针甚至折针等，均有很大影响。如病重体弱或精神紧张的患者，采用坐位，易使患者感到疲劳，往往易于发生晕针。又如体位选择不当，在针刺施术时或在留针的过程中，患者常因移动体位而造成弯针、带针，甚至发生折针事故。因此，根据处方选取腧穴的所在部位，选择适当的体位，既有利于腧穴的正确定位，又便于针刺的施术操作和较长时间的留针而不致患者疲劳，临床上针刺治疗便秘时常用的体位主要包括以下几种。

（1）**仰卧位**：适宜取头、面、胸、腹部腧穴，以及上、下肢部分腧穴。

（2）**侧卧位**：适宜取身体侧面少阳经腧穴和上、下肢部分腧穴。

（3）**俯卧位**：适宜取头、项、脊背、腰尻部腧穴和下肢背侧及上肢部分腧穴。

四、常用的针刺方法

行针是指将针刺入腧穴后，为了使之得气，调节针感及进行补泻而实施的各种针刺手法。行针的基本手法是针刺的基本动作，常用的手法包括以下两种。

1. 提插法

将针刺入腧穴的一定深度后，使针在穴内进行上、下进退的操作方法。针由浅层向下刺入深层为插，由深层向上退到浅层为提。提插幅度的大小、层次的有无、频率的快慢及操作时间的长短等，应当根据患者的体质、病情和腧穴的部位，以及医者所要达到的目的，灵活掌握。

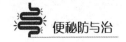

2. 捻转法

将针刺入腧穴的一定深度后，以右手拇指和中指、示指持住针柄，进行一前一后来回旋转捻动的操作方法。捻转角度的大小、频率的快慢、操作时间的长短等，应当根据患者的体质、病情和腧穴的特征，以及医者所要达到的目的，灵活运用。

以上两种基本手法，既可以单独应用，也可以相互配合运用，在临床上必须根据患者的具体情况，灵活掌握，才能够发挥其应有的作用。

五、针刺补泻法

1）补法泛指能够鼓舞人体正气，使低下的功能恢复旺盛的方法。

2）泻法泛指能够疏泄病邪，使亢进的功能恢复正常的方法。

针刺补泻就是通过针刺腧穴，采用适当的手法激发经气以补益正气，疏泄病邪以调节人体脏腑经络功能，促使阴阳平衡而恢复健康。

六、单穴疗法

1. 支沟

【取穴】位于腕背横纹上3寸，桡骨与尺骨之间。

【方法】患者坐位，将双臂自然放在两腿上，穴位皮肤消毒后，用2寸毫针直刺或略向上斜刺，深度1～1.5寸，适当提插捻转，针感向下可到指端，向上可以达肘以上，腹中可出现热或凉、走动和欲出虚恭、大便感，留针15～20 min，中间运针1次。通常针刺1次后，多在1～3 h排便。

【功效】清热泻火，调理脏腑。

2. 照海

【取穴】位于足内踝下缘凹陷中。

【方法】患者仰卧位，取双侧穴。穴位皮肤消毒后，用1.5寸毫针刺入穴中1寸，施以捻转补法，留针30～60 min。通常针后4～6 h大便得通。每天1次，7次为1个疗程。

【功效】滋阴泻火，润肠通便。

3. 天枢

【取穴】在腹中部，脐旁2寸取穴。

【方法】平脐旁开2寸取穴，用3寸（75 mm）毫针直刺2.8寸（70 mm），局部有酸胀感，得气后针柄分别连接G-6805电针治疗仪，频率20 Hz，连续波，强度以患者自觉腹部肌肉轻度颤动为度。每次留针30 min，每周治疗5次，疗程2周。

【功效】通腑行气，通便导滞。

4. 大横

【取穴】在腹中部，脐旁4寸取穴。

【方法】患者仰卧位，穴位皮肤消毒后，用4寸毫针双针刺入，先后进针至皮下1~2寸，局部可有麻胀感，并能够向下放射。艾炷灸5壮；艾条灸10~20 min。

【功效】理气通便。

5. 承山

【取穴】在腓肠肌腹下，委中与跟腱的连线上，委中穴下约8寸处。

【方法】取双侧承山穴，直刺1寸，提插捻转，得气后留针30 min，间歇行针3次，每天1次，共10次。

【功效】补气补血，运化糟粕，增强对食物残渣的推动力。

6. 建里

【取穴】在腹正中线上，脐上3寸处。

【方法】患者仰卧位，穴位皮肤消毒后，选用建里穴，用4寸毫针双针刺入，先后进针至皮下2~3寸，有针感后，随手将双针提插数次，再留针20 min。针刺10天为1个疗程，治疗及巩固过程共1个月左右。第1个疗程结束后，休息2~3天，再继续治疗。

7. 大肠俞

【取穴】位于第4腰椎棘突下，旁开1.5寸。

【方法】患者俯卧位，穴位皮肤消毒后，用2寸毫针，采用夹持进针法垂直进针不捻转或小幅度捻转进针，可以提插寻找麻胀感，针感传至足或小腹均可，留针5~10 min，1~3次即可痊愈。

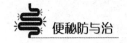

8. 中注

【取穴】在脐下 1 寸，前正中线旁开 0.5 寸处，仰卧取穴。

【方法】直刺 1 ~ 1.5 寸，针感可以向上传至腹部、胸部、咽部。艾炷灸 3 ~ 5 壮；艾条灸 10 ~ 15 min。

9. 上巨虚

【取穴】位于小腿前外侧，犊鼻穴下 9 寸，距胫骨前缘 1 横指处。

【方法】患者仰卧位，下肢平伸，取双侧穴。穴位皮肤消毒后，用 3 寸毫针刺入穴中 2 寸左右，得气后，施以提插、捻转泻法，中强刺激，留针 30 min，每隔 10 min 行针 1 次，每天 1 次，3 次可治愈。

10. 小肠俞

【取穴】在骶部，当骶正中旁 1.5 寸，平第 1 骶后孔取之。

【方法】直刺或斜刺 0.8 ~ 1.2 寸，局部可有酸、麻、胀感。艾炷灸 3 ~ 7 壮；艾条灸 20 ~ 30 min。

11. 肓俞

【取穴】脐中旁开 0.5 寸，仰卧取穴。

【方法】直刺 1 ~ 1.5 寸，局部有酸胀感，并可向下放射至会阴部。艾炷灸 3 ~ 5 壮；艾条灸 10 ~ 15 min。

12. 四满

【取穴】在下腹部，脐下 2 寸，前正中线旁开 0.5 寸处，仰卧取穴。

【方法】直刺 1 ~ 1.5 寸，局部有酸胀感，并向下肢放射。艾炷灸 3 ~ 5 壮；艾条灸 5 ~ 10 min。

七、对穴疗法

1. 方 1

【取穴】①天枢、大横。②上巨虚、内庭。

【方法】取仰卧位，天枢、大横分别直刺 1.0 ~ 1.5 寸，大幅度提插、捻转，使针感扩散至整个腹部；上巨虚直刺 1.5 ~ 2.0 寸，内庭直刺或向上斜刺 0.5 ~ 0.8 寸，二穴针刺得气后持续捻转，尽可能使针感向腹部传导。留针 30 ~ 60 min，中间每隔 5 ~ 10 min 行针 1 次。

【功效】理气通便。适用于习惯性便秘。

2. 方2

【取穴】①中脘、大横。②天枢、足三里。

【方法】每次选2对穴位，根据病情加备用穴，针刺得气后，强刺激2~3 min，留针30~60 min，每隔5~10 min行针1次。也可于天枢（阴极）、足三里（阳极）接通电针仪，用疏密波，行持续电刺激30 min。

【功效】健脾和胃，理气通便。适用于肠梗阻所致便秘。

3. 方3

【取穴】①长强、次髎。②肾俞、足三里。

【方法】取侧卧位或俯卧位，长强紧靠尾骨前面斜刺0.8~1.0寸，持续小幅度提插、捻转，使针感扩散至整个肛门周围；次髎直刺1~1.5寸，使针感向下扩散；肾俞直刺0.8~1.2寸；足三里直刺1~1.5寸，持续捻转，使针感向上传导。留针20~30 min，中间行针1~2次。每日治疗1次，10~15次为1个疗程。

【功效】补肾通便。适用于肾虚所致便秘。

4. 方4

【取穴】足三里、上巨虚。

【方法】用泻法，留针30 min，每天1次，排便正常后每周1次。1个月无便秘现象，停止针刺治疗。为巩固疗效，让患者坚持练习坐式晃海功。

【功效】治疗便秘。

5. 方5

【取穴】气海、支沟。

【方法】取穴直刺1寸，提插、捻转，得气后留针30 min，间歇行针3次，每天1次，共10次。

【功效】补气养血通便。适用于血虚便秘。

6. 方6

【取穴】上巨虚、支沟。

【方法】取双侧穴，直刺1寸，提插、捻转，得气后留针30 min，间歇行针3次，每天1次，共10次。

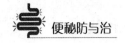

【功效】泻热通便。适用于实秘。

7. 方7

【取穴】照海、足三里。

【方法】可用补法，留针 30 min，每天 1 次，排便正常后每周 1 次。1 个月无便秘现象，停止针刺治疗。为巩固疗效，让患者坚持练习坐式晃海功。

【功效】健脾散寒通便。适用于冷秘。

8. 方8

【取穴】照海、支沟。

【方法】取双侧穴，直刺 1 寸，提插、捻转，得气后留针 30 min，间歇行针 3 次，每天 1 次，共 10 次。

【功效】补气养血通便。适用于虚秘。

9. 方9

【取穴】足三里、三阴交。

【方法】可用补法，留针 30 min，每天 1 次，排便正常后每周 1 次。1 个月无便秘现象，停止针刺治疗。为巩固疗效，让患者坚持练习坐式晃海功。

【功效】健脾散寒通便。适用于虚秘。

第三节　艾灸疗法

艾灸疗法也称灸疗、灸法，是中医传统外治方法之一，也是人们常用的自然疗法。艾灸疗法是以艾绒为主要材料制成的艾炷或艾条，点燃后在体表的一定穴位或部位熏灼，给人体以温热性刺激的一种治病保健的方法。艾灸疗法一般与针刺疗法并称为针灸，是针灸学的重要组成部分。《灵枢·官能》中说："针所不为，灸之所宜。"《医学入门》中也说，凡病"药之不及，针之不到，必须灸之"。艾灸可弥补针刺之不足，针刺治疗效果较差的某些病症，可结合艾灸疗法来提高临床疗效。

艾灸疗法治疗便秘的原理是借助热力、药物及穴位刺激的作用，温通经脉、疏通经络、祛除寒邪、平衡阴阳，促进胃肠蠕动，恢复正常排便，尤其适宜虚秘患者使用。临床中可以根据具体情况选择应用，或与其他治疗方法配合应用。

尽管艾灸疗法操作简单，使用安全，无明显不良反应及禁忌证，但如果使用不当，同样会导致不良后果，如烫伤皮肤，艾火滚落烧坏衣服、被褥，或发生感染等。因此，在使用艾灸疗法时，只有认真遵守操作规程，在健康的皮肤上和严格消毒的前提下进行，才能够提高临床疗效，防止意外事故发生。

一、艾灸的种类

艾叶为菊科植物艾的叶，是人们常用的天然药物，在许多本草著作中都有用艾治病的记载。唐代药王孙思邈活到一百多岁，其保健方法就是常用艾叶温灸足三里穴。《名医别录》记载艾叶能"灸百病"。艾叶的气味芳香，易燃，用作灸料在体表的一定穴位或部位灸治，具有温通经络、行气活血、祛风散寒、消肿散结等功效。

为了使用方便，常将艾绒做成艾炷和艾条。艾灸的种类很多，主要包括艾炷灸、艾条灸、温针灸、艾饼灸、熏灸等，就治疗便秘而言，常用的有艾炷灸、艾条灸和温针灸。

1. 艾炷灸

艾炷灸是用艾绒制成锥形艾炷，直接或间接置于穴位上施灸的方法。艾炷的制作是将纯净的艾绒放在平板上，以拇指、食指、中指三指边捏边旋转，将艾绒捏成规格大小不同的圆锥形艾炷，捏得越紧越好。艾炷的规格有大、中、小三种，习惯上以植物种子比喻其规格，大艾炷如半截橄榄大，中艾炷如半截枣核大，小艾炷如麦粒大。

按艾炷灸的不同操作方法，艾炷灸可以分为直接灸和间接灸两类，直接灸通常用小艾炷或中艾炷，间接灸通常用大艾炷。每燃尽1个艾炷称为1壮，施灸的壮数多少，可以根据疾病的性质、病情的轻重及体质的强弱而定。

直接灸是将艾炷直接放在皮肤上施灸，在临床中较少应用。根据施灸对皮肤刺激程度的不同，又可以分为瘢痕灸和无瘢痕灸两种。间接灸是指艾炷不直接放在皮肤上，而用其他药物隔开施灸的方法，其名称因间隔的药物不

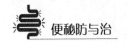

同而异，如以生姜片间隔者称隔姜灸，以食盐间隔者称隔盐灸等。

2. 艾条灸

艾条灸是将艾条或药条点燃后，在穴位或患处进行熏灸的一种施灸方法。艾条的制作是取艾绒 24 g，平铺在长 26 cm、宽 20 m，质地柔软疏松而又坚韧的桑皮纸上，将其卷成直径约 1.5 cm 的圆柱体，卷得越紧越好，以胶水或糨糊封口而成。也有在艾绒中掺入其他药物粉末而制成的艾条，这种艾条称药条。

按照艾条灸的不同操作方法，分为温和灸和雀啄灸两种。温和灸是将艾条的一端点燃，对准施灸的部位，距皮肤 3 ~ 5 cm 进行熏灸，使患者局部有温热感而无灼痛，通常每处灸 3 ~ 5 min，至皮肤稍起红晕为度。雀啄灸是施灸部位并不固定在一定的距离，艾条燃着的一端，像鸟雀啄食一样，一上一下地移动施灸，均匀地向左右方向移动或反复旋转施灸。

3. 温针灸

温针灸是针刺与艾灸结合使用的一种方法。在操作时，先针刺并使之得气，将毫针留在适当的深度，然后将艾绒捏在针柄上点燃，直到艾绒燃尽为止，或是在针柄上套置一段长 1 ~ 2 cm 的艾条施灸，使热力能够透过穴位，以加强治疗作用。

二、艾灸治疗便秘常用穴位

穴位是人体脏腑、经络之气输注于体表的部位，也是艾灸时应当重点施术的特定处所。人体的穴位有很多，可归纳为十四经穴、经外奇穴、阿是穴和特殊新穴 4 类。取穴位置的正确与否和治疗效果有密切的关系，为了艾灸时能准确取穴，现将艾灸治疗便秘时常用穴位的定位方法介绍如下。

（1）**胃俞**：俯卧位，在背部，当第 12 胸椎棘突下，旁开 1.5 寸处。

（2）**大肠俞**：俯卧位，在腰部，当第 4 腰椎棘突下，旁开 1.5 寸处。

（3）**脾俞**：俯卧位，在背部，当第 11 胸椎棘突下，旁开 1.5 寸处。

（4）**命门**：俯卧位，在腰部，后正中线上，第 2 腰椎棘突下凹陷中。

（5）**肾俞**：俯卧位，在背部，当第 2 腰椎棘突下，旁开 1.5 寸处。

（6）**肝俞**：俯卧位，在背部，当第 9 胸椎棘突下，旁开 1.5 寸处。

（7）**肺俞**：俯卧位，在背部，当第 3 胸椎棘突下，旁开 1.5 寸处。

（8）**关元**：仰卧位，在腹部，前正中线上，脐下 3 寸处。

（9）**中脘**：仰卧位，在腹部，前正中线上，脐上 4 寸处。

（10）**天枢**：仰卧位，在腹部，脐中旁开 2 寸处。

（11）**气海**：仰卧位，在腹部，前正中线上，脐下 1.5 寸处。

（12）**支沟**：正坐或仰卧，俯掌，在前臂背侧，腕背横纹上 3 寸，尺骨与桡骨之间。

（13）**合谷**：手背部，第 1、第 2 掌骨之间，约平第 2 掌骨中点处。

（14）**内关**：腕横纹上 2 寸，掌长肌腱与桡侧腕屈肌腱之间。

（15）**曲池**：屈肘，当肘横纹外端凹陷中。

（16）**足三里**：仰卧伸下肢，或正坐屈膝，位于外膝眼下，胫骨前缘外一横指处。简单取穴可用自己的掌心盖住膝盖，五指朝下，中指尽处便是此穴。

（17）**上巨虚**：仰卧伸下肢，或正坐屈膝，在小腿前外侧，足三里穴下 3 寸处。

（18）**阳陵泉**：仰卧或侧卧，在小腿外侧，当腓骨小头前下方凹陷处。

（19）**丰隆**：仰卧伸下肢，或正坐屈膝，在小腿前外侧，当外踝尖上 8 寸，距胫骨前缘两横指处。

（20）**下巨虚**：仰卧伸下肢，或正坐屈膝，在小腿前外侧，上巨虚穴直下 3 寸处。

（21）**三阴交**：正坐或仰卧，在小腿内侧，当足内踝尖上 3 寸，胫骨内侧面后缘处。

（22）**阴陵泉**：正坐或仰卧，在小腿内侧，胫骨内侧髁下缘凹陷处。

（23）**太溪**：内踝与跟腱之间凹陷中。

（24）**内庭**：平放足底，在足背当第 2、第 3 趾间，趾蹼缘后方赤白肉际处。

（25）**大冲**：平放足底，在足背部，第 1、第 2 跖骨底之间凹陷中。

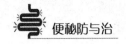

三、治疗便秘常用的艾灸法

1.方1

【取穴】脾俞、胃俞、气海、足三里、三阴交、大肠俞、关元。

【操作】患者取适当的体位，采用温和灸的方法，用艾条依次悬灸脾俞、胃俞、气海、足三里、三阴交、大肠俞、关元穴。一般每次每穴熏灸 5 ~ 10 min，每日灸治 1 次，7 ~ 10 次为 1 个疗程。

【适应证】适用于气血不足型便秘。

2.方2

【取穴】肾俞、命门、脾俞、天枢、关元。

【操作】患者取适当的体位，采用艾炷隔姜灸的方法，穴位上放 3 mm 厚的姜片，中穿数孔，姜片上放中艾炷，依次灸治肾俞、命门、脾俞、天枢、关元穴。一般每次每穴灸 3 ~ 7 壮，每日或隔日灸治 1 次，5 ~ 10 次为 1 个疗程。

【适应证】适用于脾肾阳虚型便秘。

3.方3

【取穴】大肠俞、天枢、支沟、上巨虚、脾俞、气海。

【操作】患者取适当的体位，采用温和灸的方法，用艾条依次悬灸大肠俞、天枢、支沟、上巨虚、脾俞、气海穴。一般每次每穴熏灸 5 ~ 10 min，每日灸治 1 次，7 ~ 10 次为 1 个疗程。

【适应证】用于气血不足型便秘。

4.方4

【取穴】大肠俞、肾俞、脾俞、天枢、命门、支沟。

【操作】患者取适当的体位，采用温和灸的方法，用艾条依次悬灸大肠俞、肾俞、脾俞、天枢、命门、支沟穴。一般每次每穴 5 ~ 10 min，每日灸治 1 次，7 ~ 10 次为 1 个疗程。

【适应证】适用于肾阳虚型便秘。

5.方5

【取穴】天枢、大肠俞、命门、脾俞、肾俞、关元。

【操作】患者取适当的体位，采用艾炷隔姜灸的方法，穴位上放 3 mm 厚的姜片，中穿数孔，姜片上放中艾炷，依次灸治天枢、大肠俞、命门、脾俞、肾俞、关元穴。一般每次每穴灸 3 ~ 7 壮，每日或隔日灸治 1 次，5 ~ 10 次为 1 个疗程。

【适应证】适用于脾肾阳虚型便秘。

6. 方 6

【取穴】天枢、大肠俞、关元、脾俞。

【操作】患者取适当的体位，采用温和灸的方法，用艾条依次悬灸天枢、大肠俞、关元、脾俞穴。一般每次每穴灸 5 ~ 10 min，每日灸治 1 次，7 ~ 10 次为 1 个疗程。

【适应证】适用于气血不足型便秘。

7. 方 7

【取穴】脾俞、胃俞、大肠俞、天枢、支沟、足三里、三阴交。

【操作】患者取适当的体位，采用温和灸的方法，用艾条依次悬灸上述穴位，使局部有温热感而无灼痛为度。一般每次选用 3 ~ 5 个穴位，每穴熏灸 5 ~ 15 min，每日或隔日灸治 1 次，7 ~ 10 次为 1 个疗程。

【适应证】适用于虚秘。

8. 方 8

【取穴】肾俞、关元、大肠俞、神阙、气海、足三里、太溪。

【操作】患者取适当的体位，采用温和灸的方法，用艾条依次悬灸上述穴位，使局部有温热感而无灼痛为度。一般每次选用 3 ~ 5 个穴位，每穴熏灸 5 ~ 15 min，每日或隔日灸治 1 次，7 ~ 10 次为 1 个疗程。

【适应证】适用于冷秘。

9. 方 9

【取穴】神阙、气海、足三里、肾俞、关元、大肠俞、太溪。

【操作】患者取适当的体位，每次选取 3 ~ 5 个穴位，穴位上放 3 mm 厚的姜片，中穿数孔，姜片上放中艾炷，采用艾绒隔姜灸的方法，依次进行灸治。一般每次每穴灸 5 壮，每日或隔日灸治 1 次，7 ~ 10 次为 1 个疗程。

【适应证】适用于冷秘。

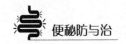

10. 方10

【取穴】大肠俞、天枢、支沟、脾俞、胃俞、足三里、三阴交。

【操作】患者取适当的体位，每次选取3～5个穴位，穴位上放3 mm厚的姜片，中穿数孔，姜片上放中艾炷，采用艾炷隔姜灸的方法，依次进行灸治。一般每次每穴灸5～10壮，每日或隔日灸治1次，7～10次为1个疗程。

【适应证】适用于虚秘。

11. 方11

【取穴】天枢、气海、上巨虚。

【操作】患者取适当的体位，采用温和灸的方法，用艾条依次悬灸天枢、气海、上巨虚穴。一般每次每穴熏灸5～10 min，每日灸治1次，7～10次为1个疗程。

【适应证】适用于习惯性便秘。

12. 方12

【取穴】气海、支沟、上巨虚。

【操作】患者取适当的体位，采用温和灸的方法，用艾条依次悬灸气海、支沟、上巨虚穴。一般每次每穴熏灸5～10 min，每日灸治1次，7～10次为1个疗程。

【适应证】适用于老年性便秘。

13. 方13

【取穴】天枢、气海、上巨虚。

【操作】患者取适当的体位，采用艾炷隔姜灸的方法，穴位上放3 mm厚的姜片，中穿数孔，姜片上放中艾炷，依次灸治天枢、气海、上巨虚穴。一般每次每穴灸3～7壮，每日或隔日灸治1次，5～10次为1个疗程。

【适应证】适用于习惯性便秘。

14. 方14

【取穴】气海、支沟、上巨虚。

【操作】患者取适当的体位，采用艾炷隔姜灸的方法，穴位上放3 mm厚的姜片，中穿数孔，姜片上放中艾炷，依次灸气海、支沟、上巨虚穴。一般每次每穴灸3～7壮，每日或隔日灸治1次，5～10次为1个疗程。

【适应证】适用于老年性便秘。

15. 方 15

【取穴】神阙。

【操作】取食盐适量,研为细末,放置于神阙穴,填平脐窝,上置黄豆大艾炷灸治。一般每次施灸 5 ~ 10 壮,每日或隔日灸治 1 次。7 ~ 10 次为 1 个疗程,施灸时使患者感到脐中发热,以能耐受为度。

【适应证】适用于冷秘。

四、艾灸疗法注意事项

1)艾灸疗法较适宜证属虚秘、冷秘的患者,在应用艾灸疗法治疗便秘时,应当根据患者的病情和体质选择合适的穴位和艾灸方法,严防有艾灸禁忌证的患者进行艾灸治疗。在施灸时,取穴要准确,灸穴不宜过多,火力要均匀,切忌乱灸、暴灸。同时,要注意严格消毒,以免感染。

2)施灸的顺序通常是从上至下,先背部、后腹部,先头部、后四肢,先灸阳经、后灸阴经。在特殊情况下可以灵活运用,不必拘泥。对皮肤感觉迟钝的患者,在施治的过程中要不时用手指置于施灸部位,以测知患者局部皮肤的受热程度,便于随时调节施灸的距离,避免烫伤。

3)在施灸过程中,要严防艾火滚落烧伤皮肤或烧坏衣服、被褥等。施灸完毕,必须将艾条、艾炷之火熄灭,以防复燃而发生火灾。施灸后,还要做好灸后处理,以免发生感染等不良反应。

4)艾灸疗法治疗便秘的作用局限且较弱,临床中应当注意与药物治疗、饮食调养、运动锻炼等配合应用,以提高临床疗效。

第四节 穴位埋线

穴位埋线疗法是一种新兴的穴位刺激疗法,是以中医整体观、辨证观为指导,以脏腑、经络、气血理论为基础,结合传统针灸和现代医疗实践,用针或者特制器械将羊肠线埋入特定穴位的一定位置,治疗或者预防疾病的全

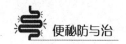

过程。针或者特制器械起到直接刺激和激发神经系统信息调理的作用，羊肠线入穴后，作为异种蛋白即刻参与人体组织的生物、生理、化学反应，其过程复杂。

在穴位埋线治疗疾病的全过程中，羊肠线可延长穴位的刺激时间，与粗针针刺过程中的进针、留针、行针、起针等合为一体产生长效针感作用；同时，穴位埋线还具有穴位封闭、组织放血、异物刺激等穴位刺激疗法的作用，故对疾病的预防和治疗有良好作用。

一、埋线原理

埋线疗法综合了穴位封闭、针刺经络腧穴、放血与组织疗法等治疗作用。

1. 穴位封闭作用

埋线时，一般要用麻醉剂对穴位局部皮肤进行麻醉。《素问·皮部论》说"皮有分部"，"皮者，脉之部也"，由于正经有十二条，所以体表皮肤亦相应地被划分为十二个部分，称为"十二皮部"。可以说，皮部是十二经脉在体表的分布范围。同时，皮部不仅是经脉的分区，也是别络的分区，它同别络，特别是浮络有更密切的关系，即皮部是十二经脉在皮肤的分区。局部麻醉时随麻醉剂注入一定量的生理盐水，其膨胀作用在穴位周围产生机械压力，对皮部形成刺激；盐水对局部的代谢产物进行冲击稀释，可降低致炎、致痛介质的局部浓度；注射的麻醉药物可选择性阻断局部末梢神经及神经干冲动的传导，使患部对穴位及中枢神经产生的劣性传导受阻，让神经系统获得休息和恢复的机会，从而逐渐恢复其正常的功能。

在麻醉的后期，由于局部所受的机械刺激和药物刺激加强，毛细血管扩张，局部的血液循环和淋巴回流加速，新陈代谢加快，其营养状况得到改善。通过神经体液调节，让偏离正常的机体状况得到改善。

虽然局部麻醉药可减弱针刺对皮肤肌肉的疼痛反应，有一系列的局部封闭作用，但是穴位软组织对穿刺针刺激的反应也相应减弱。

2. 针刺经络腧穴治疗作用

埋线时，针刺入穴位，通过手法刺激穴位，可产生酸胀感觉，埋入的药线等物质，可代替毫针在穴位内产生效应。同时，药线需要较长一段时间才能吸收，其作为异物刺激穴位局部区域，也能达到长时间的留针作用。

埋线作为特殊的针刺疗法，具有针刺疗法的典型特征，主要表现为良性的双向调节作用和整体性调节作用。埋线疗法一般不会有不良反应（特殊禁忌证除外）。它的双向调节作用表现为：在不同的病理状态下（偏盛、偏衰）进行治疗，都有使之调整到正常功能状态的功效，即具有兴奋性和抑制性的双重效应。埋线能刺激穴位局部的神经组织，可使神经末梢和中枢神经系统兴奋或抑制，产生各种调节反应，进而影响体液、内分泌、免疫等系统，同时也产生一系列的相应反应，以调节交感神经、副交感神经，使其平衡发展，最终使人体产生局部或整体的良性调节效应，使受损害或紊乱的脏腑、器官组织发挥其正常生理活动功能。这种双向调节作用，是由针刺刺激调动了机体自身的调节功能，通过正反馈和负反馈作用引起的。埋线的调节作用有其整体性，它不但调节病灶局部，而且对全身都有调节功能。

3. 放血疗法作用

埋线时通过针刺或者切割局部穴位组织，使局部出血，可产生放血疗法的作用。古代称放血疗法为"启脉""刺络"，是用针具刺破患者身上的一定穴位或体表脉络，放出一定量的血液而达到治疗疾病的目的。《针灸大成》曰："人之气血凝滞而不通，犹水之凝滞而不通也。水之不通，决之使流于湖海，气血不通，针之使周于经脉。"可见针刺放血，可"通其经脉，调其气血"，疏通经络的壅滞堵塞，调整脏腑的功能紊乱，从而达到治疗目的。

关于放血疗法的机制，目前大多医家认为放血后改善了局部病变处组织的微循环障碍，缓解了血管痉挛，促进了血液循环，血流加速，解决了病变处代谢障碍，从而改善局部组织缺氧缺血状态。随着局部代谢产物蓄积减少，由这些代谢产物蓄积对机体产生的不良刺激得到缓解，从而达到治疗目的。放血疗法的机制类似疏通河道的机制，一处壅塞的河道得到疏浚，整条河流便得以舒畅。从现代医学观点来看，埋线时放出瘀血，使局部微循环血管的自律性加强，双向交流增加，有利于机体的物质及时补充到血液循环中去，同时也刺激了血管管壁的神经，加强了微血管的调节作用，从而间接地改善了微循环功能，进而改善了机体组织器官的功能。刺破血管还可以直接激发患者机体的凝血系统，同时也启动了患者的抗凝血系统，机体在经过一系列

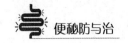

的凝血和抗凝血的正负反馈过程和酶的反应之后，重新达到一个新的凝血与抗凝血的平衡状态，从而借以提高机体的免疫状态。放血疗法通过针刺放血，达到疏通经络、调理气血、平衡阴阳、扶正祛邪、改善脏腑功能紊乱的作用。

4. 组织疗法作用

羊肠线作为异种动物蛋白埋入穴位，可发挥长效针感效应，经过50天左右的吸收过程，其所产生的能量，相当于毫针针刺50次的功效。羊肠线埋入穴位，通过体液、体温的吸收过程，产生理化信息，异性蛋白组织良性双向调节效应，加速血液循环，促进营养吸收，加强新陈代谢，活跃细胞，提高机体免疫功能，增强体质，抵抗疾病，抗衰老。在穴位局部除了埋线外，还可以埋入其他动物的组织及钢圈和磁块等。

二、埋线方法的分类

1. 注线法

主要器具：腰椎穿刺针套管（针尖磨锐，针芯磨平，高压消毒），如不用穿刺针的针芯，可用毫针剪去针头部代替。现临床上应用专门的专利产品埋线针，可使操作更简便。

操作方法：局部常规消毒，做皮丘局部麻醉，用镊子夹取一段已经消毒备用的羊肠线，从针突孔放置在腰椎穿刺针套管的前端，从套管尾孔插入一段针芯。右手持针柄，左手夹住套管中下段，将针在皮丘处快速刺入皮下并行针，得气后，边退针芯边退针管，将羊肠线推注进入穴位皮下或肌层，针孔处覆盖消毒纱布。

特点：操作简单，一个针孔，创面小，刺激较弱。现在埋线以此法应用者为多。

2. 植线法（压埋法）

主要器具：埋线针、血管钳。

操作方法：将羊肠线置于埋线针的针尖，两端用血管钳夹住线圈挂在缺口上，医者右手持针，左手持钳，针尖缺口向下15°～40°刺入，当针头进入皮内时，松开血管钳，右手持续进针直至羊肠线完全埋入皮下，再进针0.5 cm，随后把针推出。用消毒纱布压盖针孔。

特点：一个针孔，创面小，刺激较弱。此法现在临床仍有应用。

3. 穿线法

主要器具：持针钳、医用三角皮肤缝合针。

操作方法：在穴位两侧或上下两端常规消毒、局部麻醉后，医者用持针钳夹住穿有羊肠线的皮肤缝合针，从一侧局部麻醉点刺入，穿过穴位下方的皮下组织或肌层，从对侧的局部麻醉点穿出，捏起两端羊肠线来回牵拉，使穴位产生酸、麻、胀感后，将羊肠线贴皮剪断，放入两针孔间皮肤，使线头缩入皮内，用消毒纱布覆盖伤口。

特点：两个针孔，刺激较弱。

适用病症：胃脘痛等。

注意事项：三角针埋线操作要轻、准，防止断针。此法现在临床仍有应用。

4. 切埋法

主要器具：手术刀、止血钳。

操作方法：按照无菌操作，在取穴标志处常规消毒后用2%盐酸普鲁卡因做皮下浸润麻醉，用3号手术刀片顺皮纹切一0.5～0.7 cm切口（深度限于皮下），然后用止血钳夹持肠线顺皮下肌纹垂直向下钝性分离肌层，当有空洞感时，即达所需埋线深度。此时轻提止血钳并从不同角度轻压止血钳，患者诉胀痛明显处即为最佳埋线点，此时松开止血钳，并将止血钳旋转90°后拔出（这样可避免所埋肠线随止血钳拔出）。然后用缝合针缝合切口，深达肌层并对皮，待所有穴位标志处埋线结束后，将切口周围血污清洗干净，消毒，并盖上消毒敷料包扎。

特点：创面较大、较深，刺激强。

适用病症：顽固性病症，如支气管哮喘等。

注意事项：注意消毒，防止感染。此法现在应用较少。

5. 扎埋法

主要器具：手术刀、弯止血钳、持针器、缝合针。

操作方法：穴位两侧或上下各1.5～2.5 cm，局部麻醉，一侧用手术刀尖切开0.3～0.5 cm，用弯止血钳插入穴位深处进行按摩弹拨法，然后用持

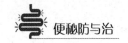

针器夹住穿有羊肠线的缝合针从切口刺入，穿过穴位深处，从对侧皮丘穿出，又从出口进针，较第一线浅，至切口出针，将线头适当拉紧，打结，剪断并埋入切口深处，包扎。

特点：创面较大，刺激性很强，作用持久。

适用病症：顽固性病症。

注意事项：结扎部位不宜多，松紧适当，不可过深或过浅，若损伤血管而导致出血，需抽线后加压止血。此法现在应用较少。

三、治疗便秘常用的埋线法

1. 方1

【取穴】大肠俞、天枢。

【操作方法】药线制备：选用4号医用外科肠线，剪成5～6 mm长，放入黄芪煎出液中蒸煮30 min后备用。患者取坐位及仰卧位，穴位皮肤严格常规消毒，局部麻醉后用套管针埋入药线，针孔处贴上创可贴并按压2 min，避免出血。治疗后休息10 min，嘱患者3天后每天自行按压埋线处3～4次，每次3～5 min，以加强穴位刺激。

2. 方2

【取穴】主穴：天枢、气海、大肠俞、支沟、上巨虚、丰隆、足三里、三阴交。配穴：偏实者（主症：大便干结，艰涩难下，腹胀腹痛，肠鸣矢气，纳少脘闷，或面红身热，口干口臭，小便短赤等，舌红苔黄腻或薄白，脉滑数或弦紧），大横、腹结、肺俞、胃俞、曲池、阳陵泉；偏虚者（主症：大便干或不干，排出困难，面色无华，心悸气短，身疲乏力，或畏寒肢冷等，舌淡苔白，脉细弱或沉迟），关元、水道、脾俞、肾俞、血海、阴陵泉。

【操作方法】将3号羊肠线剪短至1～3 cm不等长度备用，每次按穴区组织厚薄选取相应长短的羊肠线一截，穿入特制埋线针中。局部严格常规消毒，取主穴3～4对，并根据辨证选2～3对配穴埋线，操作时先刺入穴位得气后，用针芯将羊肠线推至穴内，然后快速拔针并查看针孔处无暴露羊肠线后，用创可贴贴护针孔。隔日埋线1次，每次取穴均不同于上一次穴位，3次为1个疗程。

3. 方 3

【取穴】大肠俞、天枢，配以中极、足三里。

【操作方法】常规消毒后，予 1% 盐酸利多卡因局部麻醉，再使用大号皮肤缝合针将 2 号医用铬制羊肠线双股约 4 cm 埋入上述穴位（深达肌层），局部敷料包扎。足三里穴使用 12 号硬膜外穿刺针刺入约 5 cm，将羊肠线（型号同上）约 4 cm 放入针管，边推针芯，边退针管，将羊肠线置入穴位。治疗后 3 天之内每天用安尔碘皮肤消毒剂消毒针眼 1 次。

4. 方 4

【取穴】上巨虚（双）、下巨虚（双）、足三里（双）、天枢（双）、水道（双）、归来（双）、关元、气海。

【操作方法】采用注射式埋线。选取穴位，用甲紫做标记，皮肤常规消毒；按无菌操作要求戴消毒手套，将 3-0 号羊肠线剪成 1.5 cm 长并在维生素 B_1 注射液中浸泡 5 min，羊肠线即可软化，然后置于 9 号注射针的前端，将 28 号毫针从后端插入；在选好的穴位上以左手拇指、示指绷紧皮肤或捏起皮肤，右手执持针器快速刺入，缓慢地送到所需深度，得气后，一边退针，一边用针芯将羊肠线推入组织内，用创可贴覆盖针眼处，2 天后可去之。共埋线 2 次，第 1 次选上巨虚、足三里、天枢、关元，第 2 次选下巨虚、天枢、气海、归来，两次间隔 15 天，第 1 次埋线当天即停用所有中西药泻剂。

5. 方 5

【取穴】天枢（双）、水道（左）、归来（左）、足三里（双）、大肠俞（双）。

【操作方法】器具准备：9 号腰椎穿刺针，3-0 号无菌羊肠线，持针器，生理盐水。在选取穴位上用聚维酮碘消毒，按无菌操作要求，将羊肠线用生理盐水冲洗浸泡 5 min，剪成 1.5 ~ 2 cm 长的线段，放在 9 号腰椎穿刺针的前端，从后端装入针芯，右手执持针器，将腰椎穿刺针快速刺入穴位，缓慢地送入所需深度，得气后，右手退针的同时，左手将羊肠线植入组织内。15 天埋线 1 次，共埋线 3 次。

6. 方 6

【取穴】主穴：上巨虚、大肠俞、天枢。配穴：足三里、三阴交。

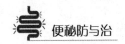

【操作方法】用注线法。穴位消毒局部麻醉后，将 2-0 号羊肠线 2 cm 装入 9 号穿刺针后，刺入穴位，探得针感后，给予平补平泻，然后推线退针，外盖敷料。15 天埋线 1 次，3 次为 1 个疗程。

7. 方 7

【取穴】主穴：中脘、大肠俞、天枢、支沟、上巨虚。配穴：实秘加曲池、内庭；虚秘加足三里、三阴交，脾俞透胃俞；寒秘加关元、气海。

【操作方法】用注线法。穴位消毒局部麻醉后，将 1 号羊肠线 1.5 cm 装入 9 号穿刺针管前端，将针管刺入穴内得气后，退线退针，外盖敷料。15 天埋线 1 次，5 次为 1 个疗程。

8. 方 8

【取穴】主穴：上巨虚、大肠俞、天枢。配穴：足三里、三阴交。

【操作方法】通过 9 号腰椎穿刺针，将 3-0 号 2 cm 长的医用羊肠线垂直植入上述诸穴位内，每隔 2 ~ 3 周可重复埋线 1 次，以巩固疗效。

9. 方 9

【取穴】足三里（双侧）。

【操作方法】埋线采用穿刺针埋线法，取双侧足三里，用 9 号腰椎穿刺针，3-0 号医用外科肠线，常规消毒局部皮肤，镊取一段长 12 cm 消毒后的羊肠线，放置在腰椎穿刺针管的前端，后接针芯，左手拇指、示指绷紧进针部皮肤（已消毒）。右手拿针，刺入皮肤至所需要的深度，出现针感后，边推针芯，边退针管，将羊肠线埋植在穴位内，针孔处敷盖消毒纱块。

配合其他疗法：穴位注射。采用双侧肓门穴，选用维生素 B_{12} 0.5 mg，用带 7 号针头的注射器抽吸上述药液，准确取穴定位，常规消毒皮肤后，快速刺入穴位，提插得气后，回抽无血液，每次注入药液 0.5 mL。穴位注射每天 1 次，10 次为 1 个疗程，每个疗程中做 1 次埋线，第 1 个疗程结束后停止治疗 3 天，继续做第 2 个疗程。

10. 方 10

【取穴】长强。

【操作方法】器具准备：用 10 mL 注射器，9 号针头抽取 2% 盐酸利多卡因 5 mL、阿米卡星 0.2 g，排净空气后，镊取一段长 1 cm 的 2-0 号羊肠线放入针头的前端。患者取膝胸位，暴露肛门，肛周皮肤常规消毒。医者左手戴一次性手套，示指蘸取少许石蜡油插入肛门做引导，以免针刺破肠壁；右手持针自尾骨尖端与肛门连线的中点垂直进针，快速刺至皮下，然后以左手示指引导，沿肌肉层将针尖向尾骨尖方向缓慢地推进约 3 cm，试抽无回血时推注药物，同时向后退针；一般退至 1.0 ~ 2.0 cm 时推注的阻力会突然下降，这时肠线已埋入穴内，即可推尽剩余药物。出针后棉球按压针孔片刻，再外敷创可贴以免针孔感染。连续治疗 3 次，分别在第 1 天、第 7 天、第 14 天。

11. 方 11

【取穴】长强。

【操作方法】穴位局部麻醉，剪一段长 2 cm 1 号肠线，置于 16 号针头的针芯内，用该针头刺入长强穴，深约 2 cm 以上，取回形针顶住 16 号针芯内肠线，先后退出 16 号针头和回形针，使肠线埋置于长强穴内。肠线不可暴露于皮肤外，针孔贴消毒纱布。

12. 方 12

【取穴】大肠俞、天枢、上巨虚。

【操作方法】常规消毒后，用 12 号穿刺针，从前端放入 2 号羊肠线 1.5 cm，从尾端插入针芯，刺入穴位，得气后，边推针芯，边退针管，将羊肠线注入穴位，加压包扎。埋线 1 次为 1 个疗程，7 天后再埋第 2 次。

13. 方 13

【取穴】天枢透大横、上巨虚。

【操作方法】选用 2 号羊肠线，严格无菌操作，用 5 mL 注射器抽取 2% 盐酸利多卡因注射液做穴位皮下封闭。以持针器夹住带羊肠线的大号三角缝合针，从天枢刺入，穿过穴位下方皮下组织，从大横穿出，紧贴皮肤剪断两端线头，然后以消毒纱布块敷盖，轻揉两穴位中点，使肠线埋入皮下组织，胶布固定。上巨虚用 12 号穿刺针，从前端放入 2 号羊肠线 1.5 cm，从尾端插入针芯，刺入穴位，得气后，边推针芯、边退针管，将羊肠线注入穴位皮下，加压包扎。2 个月 1 次。

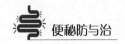

第五节 耳针疗法

耳针疗法是以针刺耳穴治疗疾病的一种方法。耳郭与人体各部存在着一种生理的内在联系，在病理上也会表现出一定的反应规律。耳针治疗内脏疾病就是基于这一理论而应用于临床的。当人体发生病变时，耳郭相应部位就会出现变色、凸起、凹陷、水肿、充血、敏感点，甚至出现变小、缺损等征象。临床上借此诊断疾病并刺激这些部位以防治疾病。

耳穴在耳郭的分布有一定的规律性，耳郭好比一个在子宫内倒置的胎儿，头在下，脚在上。一般来说，与头面部相应的穴位在耳垂；与上肢相应的穴位在耳舟；与躯干及下肢相应的穴位在对耳轮和对耳轮上、下脚；与内脏相应的穴位多集中在耳甲艇和耳甲腔。

一、耳针疗法选穴原则

（1）**根据病变部位选穴**：在疾病定位后，可在耳郭上选取相应的耳穴，如胃痛选胃穴；泄泻选大肠、小肠穴；肩痛选肩穴等。

（2）**根据中医理论选穴**：根据中医脏腑经络学说，以其生理、病理联系辨证选穴，如肺主皮毛，开窍于鼻，皮肤病和肺病时，可以选肺穴；心与小肠相表里，心病可选小肠穴，小肠病亦可以选心穴；耳为肾之外窍，耳鸣可以选肾穴；心开窍于舌，舌红、舌烂可以选心穴；目赤红肿可选肝穴，因为肝开窍于目等。

（3）**根据现代医学知识选穴**：如胃肠疾病选交感；月经不调选内分泌；关节痛选皮质下等。

（4）**根据临床经验选穴**：如患高血压用高血压点和降压沟；目疾用耳尖穴等。

二、耳针治疗的种类及方法

1.毫针法

针具多用28～32号之半寸长的不锈钢毫针。首先对耳穴进行消毒，因为耳穴感染可引起严重后果，所以一般先用2%碘酊涂抹，再用含有75%酒精的棉球脱碘消毒。进针时，用左手拇指、示指固定耳郭，中指托着耳背，这样既可以掌握针刺深度，又可以减轻针刺疼痛；然后用右手拇指、示指、中指三指持针，在反应点进针。针刺深度视耳郭不同、部位厚薄而定，以刺入耳软骨（但不可穿透）且有针感为度，针感多表现为疼痛，少数也有酸、胀、凉、麻的感觉。留针时间为20～30 min；起针时左手托住耳背，右手起针，并用消毒干棉球压迫针眼，以防出血。每次单侧或双侧针刺，每日或隔日1次。

2. 耳穴电针法

耳穴电针法是指在耳针的基础上用"电针机"通以电流的方法。通电流的大小和时间长短视具体情况而定。通电时间不宜过长，最长不超过1 h。其注意事项亦同电针疗法。特殊之处在于耳针进针较浅，易被导线坠掉，故患者取坐位时须将导线绕耳郭一周再接在针柄上，或取卧位则可以防止坠落。耳穴电针的优点：易于较准确地掌握刺激量，而且可以做到用手捻转达不到的强刺激。

3. 耳穴埋针法

本法是将针留于耳穴1天以上的时间，对于某些顽固性疾病效果较好。其方法是常规消毒后将掀针、皮内针或自制的微针用镊子或止血钳夹住针体刺入穴内，然后以胶布固定。一般只埋一侧耳郭1～2针，时间一般为1～5天，最长不超过7天，仍需治疗时更换对侧。留针期间可嘱患者根据情况自行按压针处数次；埋针耳郭不宜水洗；夏季天气较热、易出汗，不宜埋针；埋针过程中发现红肿感染时，应当起针予以处置。

4. 耳穴电兴奋法

耳穴电兴奋法适用于体弱患者。电极宜细小，裹以蘸盐水的棉花，通电时间要短，电流要小。

5. 耳穴注射法

耳穴注射法是指用易于吸收、无任何刺激性的药物，小剂量注入耳穴以达到治疗的方法。所用药物宜经过稀释之后再注入，每次注射1～2穴，用量0.1～0.3 mL；常先注一侧，两侧交替应用。注药针头宜细，注射不要过

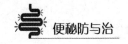

深以免注入骨膜内，也不要过浅以免注入皮内，应当注于皮下。

6. 耳穴刺血法

以三棱针在某些穴上点刺出血 1 ~ 2 滴或数滴，以治疗实热证、炎症、剧痛及某些皮肤病。方法是先以手按揉耳郭，使之充血，然后常规消毒，以针点刺，用指挤捏，多取耳尖、屏尖、耳轮、耳垂等某些穴位，或耳后静脉放血。

7. 耳穴贴药法

用某些具有刺激性的药物或发泡药（少量）置于耳穴上，贴以胶布固定，经过几小时或 1 ~ 2 天取下。也有用手术刀将耳穴处皮肤的表层剥脱至渗血，再敷药者。耳穴贴药对某些病症效果较好。

8. 耳穴压豆法

耳穴压豆法又称耳穴贴压法，是一种简便安全的耳穴刺激法。用得较多的压丸材料是王不留行、绿豆。选定穴位后，先以 75% 酒精消毒耳郭皮肤，后用干棉球擦净；用镊子将中间粘有压物的小方胶布（面积约为 7 mm × 7 mm），置于穴区，并粘牢贴紧；待各穴贴压完毕，即予按压，直到耳郭发热潮红。按压时宜采用拇指、示指分置耳郭内外侧，夹持压物，行一压一松式按压，反复按压，每穴持续 30 s 左右，每日按压 3 ~ 4 次，每周换贴 1 ~ 2 次。

9. 耳穴贴磁法

将磁珠、磁锭用胶布固定在耳穴上 1 日至数日。

10. 耳穴按压法

以耳穴探针直接按压耳穴，或摇动、按摩 1 ~ 3 min，适用于神经质或是体弱者及儿童。

三、治疗便秘常用耳穴针刺法

1. 方 1

【取穴】直肠、大肠、皮质下、肾上腺。

【操作】每次选 2 ~ 3 穴，中等强度刺激，留针 20 ~ 30 min，中间行针 1 ~ 2 次，两耳交替，每日治疗 1 次

【功效】理气通便。适用于各类便秘。

2. 方2

【取穴】①大肠、腹、直肠、三焦；②大肠、直肠、腹、皮质下、三焦、肝；③大肠、小肠、腹、皮质下、直肠、肺。

【治法】上述3组穴位随症选用。耳郭常规消毒后，以耳毫针对准所选穴位刺入。①用强刺激，留针15～20 min，间歇行针；②用中刺激，留针15～20 min；③用轻刺激，留针15～30 min。每日或隔日1次。

【功效】理气通便，适用于各类便秘。

3. 方3

【取穴】主穴：便秘区、交感。配穴：燥热配耳尖（放血）；气秘配肝；阴寒配脾、肾；气虚血少配肺、心。

【治法】耳郭常规消毒后，用28号或30号针由后向前平刺便秘区，其他诸穴因部位不同给予斜刺或直刺，留针40 min，每10 min捻转行针1次，隔日针治1次，连针3次。

【功效】理气通便。适用于习惯性便秘。

4. 方4

【取穴】主穴：大肠、直肠下段、皮质下、便秘点。配穴：交感、脾。

【治法】每次取一侧耳穴之主穴，随症选配穴，两耳交替使用，症重者则两耳同取。耳郭常规消毒后，以耳毫针对准所选穴位刺入，实证用强刺激，虚证用轻刺激15～30 min，中间捻针1次，最多3次必效。

【功效】理气通便。适用于各类便秘。

5. 方5

【取穴】主穴：大肠、三焦、脾、腹、皮质下。配穴：肺。

【治法】每次取一侧耳穴之主穴，或加配穴，两耳交替使用，症重者则两耳同取。耳郭常规消毒后，以耳毫针对准所选穴位刺入，实证用强刺激，虚证用轻刺激，留针15～30 min，间歇行针，1次即可。

【功效】理气通便。适用于各类便秘。

6. 方6

【取穴】心、肝、枕、神门、大肠、小肠、交感。

【治法】每次选2～3穴，强刺激，留针30 min，中间行针2～3次，两

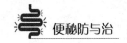

耳交替，每日或隔日治疗 1 次。

【功效】理气通便。适用于各类便秘。

7. 方 7

【取穴】大肠、小肠、胃、交感、神门、皮质下。

【治法】选 3 ~ 4 穴，中、强刺激。留针 30 ~ 60 min，中间行针 2 ~ 3 次，每日治疗 1 ~ 2 次。

【功效】理气通便，适用于各类便秘。

8. 方 8

【取穴】脾、胃、口、大肠、内分泌、皮质下。

【治法】每次选 2 ~ 3 穴，中等强度刺激，留针 20 ~ 30 min，两耳交替，每日或隔日治疗 1 次，10 次为 1 个疗程。

【疗程】理气通便。适用于各类便秘。

第六节　按摩疗法

一、躯体推拿疗法

1. 躯体按摩常用手法

用于便秘按摩的手法较多，常用的手法有按法、摩法、擦法、揉法、捻法、拿法等。了解治疗便秘常用的按摩手法，并在实际施治中恰当配合应用，对于治疗便秘具有重要意义。现对治疗便秘常用的按摩手法予以简要介绍。

（1）**按法**：按法是以指端、掌、掌根或肘尖着力，先轻后重，由浅而深地反复按压体表一定部位或穴位的一种最为常用的按摩手法。由于着力部位、用力轻重及适用范围的不同，按法可以分为拇指按法、中指按法、指节按法、掌按法、掌根按法、肘按法等不同方法。指按法应用范围较广，可以在全身各部位经穴应用，也可以"以指代针"，起到针刺的作用；掌按法主要用于腹部治疗；掌根按法适用于腰背部面积较大、肌肉丰厚的部位；肘按法力量重、刺激性强，主要用于肌肉丰厚部位的治疗。操作时，按压方向要垂直，动作要协调、缓和，用力要由轻到重，稳而持续，使刺激充分透达机体组织的深部，切忌用迅猛的暴力。

（2）**摩法**：摩法是用手掌面或示指、中指、无名指的指腹在体表一定部位，以腕关节连同前臂做环形移动摩擦的一种按摩手法。本法刺激轻柔缓和，适用于全身各个部位，是胸腹、胁肋部最为常用的手法。操作时，沉肩垂肘，前臂置于胸前，掌面朝下，在肩肘关节的协力下，着力面按顺时针或逆时针方向做旋转运动，腕关节应当放松，摆动自如，动作协调，用力要轻重适度，做到轻而不飘，重而不滞，按摩后患者肌肤深层应当产生舒适感，无不良反应。

（3）**擦法**：擦法是用手掌紧贴皮肤，以全掌或是大鱼际、小鱼际着力下压，并做上下或左右直线往返摩擦，使之产生一定热度的一种按摩手法。擦法分为掌擦法、鱼际擦法及侧擦法，以全掌着力摩擦者称掌擦法；以大鱼际着力摩擦者称鱼际擦法；以小鱼际着力摩擦者称侧擦法。擦法与摩法是有联系的，擦中兼摩，摩中兼擦。擦法是一种柔和的温热刺激，可以用于全身各个部位。操作时，要做到直、长、匀，动作要稳，无论是上下或左右摩擦，均要直线往返，不可歪斜；摩擦的距离宜拉长，动作应当连续不断，如拉锯状，不能间歇停顿；压力要均匀适中，不可过大，以摩擦时不使皮肤起皱为度。

（4）**揉法**：揉法是以手掌大鱼际、掌根部分或手指螺纹面着力，吸定于治疗部位，指、掌带动该处的皮下组织做轻柔缓和的环旋动作的一种按摩手法。本法动作与摩法有相似之处，具有刺激持久、柔和舒适的特点，适用于全身各个部位，以头面部、胸腹部及四肢为常用。操作时，肩部放松，肘关节屈曲，掌面保持水平，手指自然微屈，指间略微分开，腕关节带动前臂，使附着部分做灵活的回旋运动；其压力宜轻柔，动作要协调且有节律，既不能有体表摩擦，也不能过于向下按压，更不得用蛮劲。

（5）**滚法**：滚法是用手背近小指部分或小指、无名指、中指的掌指关节突起部分，附着在体表施治部位，运用腕关节的屈伸外旋进行连续往返转动，使手部产生的压力轻重交替，并持续不断地作用于治疗部位的一种按摩手法。本法具有刺激力量较强、刺激面积较大的特点，可以用于肩背、腰臀及四肢

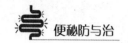

等肌肉较丰厚的部位。操作时，肩关节放松下垂，肘关节离开躯干 10 cm 左右，各手指顺其自然，不能过度屈曲或伸直；腕关节屈伸幅度要大，使掌背部分的 1/2 面积接触在治疗部位上；掌背的近小指侧部分是擦法操作者的着力点，应当紧贴在治疗部位，不宜移动或跳动；腕关节的屈与伸应当保持相等均匀的压力，以避免手背与体表撞击；所用压力要适当，不可过强或过弱。

（6）**拿法**：拿法是以拇指与其余四指的螺纹面紧夹治疗部位，将肌肤提起，并做轻重交替且连续的揉捏动作的一种按摩手法。本法刺激较强，常在施以拿法后再揉摩该治疗部位，借以缓解紧张，主要用于颈项、肩背、头面部及四肢肌肉或肌腱等条索状组织部位的治疗。操作时，沉肩，腕关节略屈，拇指与其余四指关节伸直，掌指关节屈曲，腕部要放松，动作要协调，用手指的螺纹面夹住治疗部位，指面着力，不能仅夹住表皮，更不能用指甲着力抠掐治疗部位，揉捏动作要连贯，用力要缓和适中，不得使用暴力。

（7）**拍法**：拍法是指手指自然并拢，以空掌平稳而有节奏地拍打体表治疗部位的一种按摩手法。本法具有调和气血、疏通经络、缓解肌肉痉挛等功效，主要用于肩背、腰骶及四肢等部位的治疗。操作时，五指并拢，掌指关节自然微屈，掌屈使掌心凹成"空掌"，有节奏地拍打治疗部位。拍打时用力要平稳均匀，腕关节要有弹性，动作要柔和且有节律性，用力要适中，切忌施以暴力，以局部发生轻微震动，皮肤出现微红充血，患者感到舒适为宜。

（8）**搓法**：搓法是指两手掌面夹住肢体一定部位，相对用力做快速来回搓揉动作的一种按摩手法。搓法有指搓、掌鱼际搓及掌搓之分，手法大同小异，以掌搓法较为常用。适用于腰背、四肢、胸腹及两胁部的治疗，一般作为按摩结束的手法。搓揉时，用双手夹住肢体的一定部位，以指掌带动皮肉做相反方向的快速搓揉并上下来回盘旋。用力要深沉，两侧对称而均匀，搓动要快，移动要慢，动作要协调，一般由慢速开始，逐渐加快，至结束时又逐渐减慢。

（9）**抹法**：抹法是用拇指螺纹面或手掌贴于体表治疗部位，做上、下、左、右或是弧形曲线的缓慢推动的一种按摩手法。本法有温热效应，主要用于头面、颈项、胸腹及手掌部。操作时，推抹力量要均匀，动作要缓慢柔和，有节律性，治疗时间不宜过长，防止损伤皮肤。

（10）**推法**：推法是用指、掌、肘部等着力，在一定部位上进行单方向的直线运动的一种按摩手法。推法具有消食导滞、解痉止痛、消瘀散结等作用，主要用于四肢、胸腹、颈项等部位的治疗。操作时，指、掌、肘部要紧贴体表，缓慢运动，力量均匀、渗透，以使肌肤深层产生酸、麻、胀、痛而无不良反应为宜。

（11）**捏脊法**：捏脊法是用捏、提、揉、捻等多种方法在脊椎部综合操作，防治疾病的一种按摩手法。本法具有调整阴阳、疏通经络、健脾和胃、促进气血运行、改善脏腑功能及增强机体抗病能力等功效。捏脊法可以单独使用，也可以与其他按摩手法配合应用。要注意在操作时双手的中指、无名指、小指握成半拳状，示指半屈，拇指伸直对准食指前半段，虎口向前，然后运用双手的拇指、示指捏抹皮肤。捏脊动作要连贯，缓慢向前推进，手法要柔和，用力要适中，防止损伤皮肤。

（12）**一指禅推法**：一指禅推法是推法的一种特殊手法，是用拇指指端的螺纹面着力于治疗部位，运用腕部的往返摆动，使拇指产生的功力持续作用于经络穴位上的一种治疗方法。本法具有着力点小、作用力压强大、动作灵活、刚柔相济等特点，是一种持续节律性的柔和刺激，适用于在全身各个部位操作，其中尤以头面部、腹部最为常用。操作时，要做到沉肩、垂肘、悬腕、指实，着力施推过程中腕部摆动要灵活自如，不可跳跃、不可用蛮劲，所用压力要能使患者肌肤深层产生酸、麻、胀、痛而体表无不良反应。

2. 按摩治疗便秘的注意事项

（1）**按摩量**：按摩手法刺激量的大小因人而异，并非越大越好。如患者体质强，操作部位在腰臀、四肢，病变部位在深层等，手法刺激量宜大；若患者体质弱或是儿童，操作部位在头面、胸腹，病变部位在浅层等，手法刺激量宜小。

（2）**按摩介质**：按摩时常可以应用介质，介质能增强疗效，润滑和保护皮肤。常用介质的种类如下。

1）水汁剂：可以用水、姜汁、中药水煎液等。

2）酒剂：将药物置于75%酒精或白酒中浸泡而成，可以用樟脑酒、椒盐酒、正骨水、舒筋活络药水等。

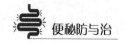

3）油剂：由药物提炼而成，常用的有麻油、松节油等。

4）散剂：将药物晒干，捣细，研末为散，可以用摩头散、滑石粉等。

5）膏剂：用药物加适量赋形剂（如凡士林等）调制而成。历代处方众多，应用也较为广泛。

（3）**按摩工具**：按摩器具可以作为临床按摩辅助工具，常用的包括按摩棒、按摩拍、按摩球、按摩轮、按摩梳、电动按摩器具等。

（4）**配合锻炼**：锻炼是按摩治疗中的一种重要辅助手段，患者在医生指导下充分发挥主观能动性，采用一定形式的主动活动，可以巩固和加强治疗效果。

（5）**影响疗效的因素**：辨证不准确；选穴不准确；手法选择不当；手法治疗量不足或太过；个体差异；治疗的时机把握不当；疗程设置不合理。

（6）**按摩禁忌证**

1）严重内科疾病，如有严重心、脑、肺疾病等，应当慎用或禁用按摩手法。

2）传染病如肝炎、结核等；或某些感染性疾病，如丹毒、骨髓炎等禁用按摩手法。

3）恶性肿瘤部位禁用按摩手法。

4）伴有出血倾向的血液病患者禁用按摩治疗。

5）骨折部位，不宜用按摩治疗。

6）皮肤疾病如湿疹、疱疹、癣、疥疮等，禁在患处用按摩治疗。

7）妇女妊娠期、月经期，在其腰骶部和腹部不宜做手法治疗；其他部位需要治疗时，也应当以轻柔手法为宜。

8）年老体弱、久病体虚，或过饥过饱、酒醉之后，均不宜或慎用按摩治疗。

（7）**按摩异常情况的处理**

1）治疗部位皮肤疼痛：患者经按摩手法治疗，局部皮肤可能出现疼痛等不适的感觉，夜间尤甚，常见于初次接受按摩治疗的患者。主要原因在于术者手法不熟练，或者局部施术时间过长，或者手法刺激过重。通常不需要做特别处理，1～2天内即可自行消失。如果疼痛较为剧烈，可在局部热敷。对初次接受按摩治疗的患者应当选用轻柔的手法，同时手法刺激不宜过强，局部施术时间亦不宜过长。

2）皮下出血：患者在接受手法治疗后，治疗部位皮下出血，局部呈青紫色，出现紫癜及瘀斑。因手法刺激过强，或患者血小板减少，或老年性毛细血管脆性增加等所致。微量的皮下出血或局部小块青紫时，一般不必处理，可自行消退；如果局部青紫、肿痛较甚，应当先行冷敷，待出血停止后，再热敷或轻揉局部以促使局部瘀血消散吸收。手法适当仍有出血应当注意排除血液系统疾病。

3）骨折：手法不当或过于粗暴可引起骨折。表现为在按摩时患者突然出现按摩部位剧烈疼痛、不能活动。对老年骨质疏松患者，手法不宜过重，活动范围应由小到大，不要超过正常生理限度，并注意患者的耐受程度，以防引起骨折。

二、辨证按摩法

1. 实秘

（1）肠胃积热

【临床表现】大便干结，腹中胀满，疼痛拒按，身热面赤，口干口臭，口舌生疮，心烦不寐，小便黄赤，舌质红，舌苔黄干，脉滑数。

【治疗原则】清热润肠通便。

【选取穴位】三焦俞、大肠俞、膀胱俞、合谷、支沟、天枢、照海、内庭。

【操作方法】患者俯卧位，医者以双手拇指点按三焦俞、大肠俞、膀胱俞各 2 min；患者改换仰卧位，两腿屈曲，医者以肚脐为中心，顺时针摩腹 5 min，点按天枢 3 min，然后点按合谷、支沟、照海、内庭各 2 min，以清热利肠、益水行舟、通利大便。

（2）肝郁气滞

【临床表现】大便干结，或不甚干结，欲便不得出，或肠鸣矢气，便出不爽，腹胀甚则腹中胀痛，精神抑郁，胸胁满闷，嗳气频作，纳食减少，舌苔薄腻，脉弦。

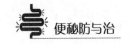

【治疗原则】疏肝解郁，行气通便。

【选取穴位】肝俞、大肠俞、三焦俞、支沟、章门、气海、大横。

【操作方法】患者俯卧位，医者以双手拇指点按肝俞、大肠俞、三焦俞各2 min，以通调脏腑、疏理肝气。患者改换仰卧位，两腿屈曲，医者以肚脐为中心，顺时针摩腹5 min，点按章门，以疏理肝气；点按气海、大横，以顺气行滞；最后点按支沟以促进排便。

（3）阴寒积滞

【临床表现】大便艰涩，腹痛拘急，腹满拒按，胁下偏痛，手足不温，呃逆呕吐，舌苔白腻，脉弦紧。

【治疗原则】温里散寒，通便止痛。

【选取穴位】命门、肾俞、大肠俞、脾俞、气海、关元、大横、中脘、支沟。

【操作方法】患者俯卧位，医者以双手拇指点按命门、肾俞、大肠俞、脾俞各2 min，以通调脏腑、温阳通便。患者改换仰卧位，两腿屈曲，医者以肚脐为中心，顺时针摩腹5 min，点按气海、关元、大横、中脘、支沟各2 min，擦下腹部，以温胃散寒通便。

（4）饮食积滞

【临床表现】伤食之后即出现大便干结，或大便臭秽不爽，伴胃脘胀满疼痛，嗳腐吞酸，或呕吐不消化食物，吐后痛减，舌苔厚腻，脉滑。

【治疗原则】导滞通便。

【选取穴位】中脘、足三里、脾俞、胃俞、大肠俞、天枢、支沟。

【操作方法】患者俯卧位，两腿屈曲，医者以双手拇指点按脾俞、胃俞、大肠俞各2 min。然后患者改换仰卧位，以肚脐为中心，顺时针摩腹5 min，点按或用一指禅推中脘、足三里各3 min，以消食化积；再点按天枢、支沟各2 min，以宽肠通便。

2. 虚秘

（1）气虚

【临床表现】大便多日不行，排出无力而便质不干，临厕努挣则乏力，汗出短气，神疲肢倦，头晕乏力，舌质淡，脉细弱无力。本证多见于老年人。

【治疗原则】补气润肠。

【选取穴位】神阙、气海、关元。

【操作方法】患者仰卧位，两腿屈曲，医者双手对搓至手掌有热感，以一手捂在神阙穴上，以神阙为中心，做环形按摩，至腹部发热为度。然后点按气海、关元穴各 3 min，以补益下元、益气通便。老年患者气虚便秘多见，所以日常可依上法进行自我按摩，既可以治疗便秘，又可以预防便秘。每天 1 次，可以根据自己的排便习惯，在排便前 20 min 进行按摩。

（2）血虚

【临床表现】大便干结，面色少华，心悸气短，失眠多梦，健忘，口唇色淡，舌苔淡白，脉细。

【治疗原则】养血润燥。

【选取穴位】脾俞、胃俞、血海、三阴交、中脘。

【操作方法】患者俯卧位，医者以双手拇指点按脾俞、胃俞各 2 min，以调理脾胃，使气血生化得源。患者改换仰卧位，两腿屈曲，医者以肚脐为中心，顺时针摩腹 5 min，然后以拇指点按或用一指禅推中脘、血海、三阴交各 2 min。

（3）阴津亏虚

【临床表现】大便干结，如羊屎状，形体消瘦，头晕耳鸣，两颧红赤，心烦少眠，潮热盗汗，腰膝酸软，舌红少苔，脉细数。

【治疗原则】滋阴通便。

【选取穴位】膈俞、三阴交、照海、太溪、涌泉、支沟。

【操作方法】患者俯卧位，医者以双手拇指点按膈俞 2 min。患者改换仰卧位，两腿屈曲，医者以肚脐为中心，顺时针摩腹 5 min；然后以拇指按揉三阴交、照海、太溪、支沟各 2 min，以滋补肾阴；最后以拇指或食指关节按揉足底涌泉穴 5 min。

（4）阳虚

【临床表现】大便干结或不干，排出困难，乏力气短，畏寒肢冷，腹中冷痛，腰膝酸软，小便清长，夜尿频多，舌淡嫩，苔白润，脉沉迟或细而无力。

【治疗原则】温阳通便。

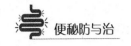

【选取穴位】气海、关元、命门、肾俞、膀胱俞、承山。

【操作方法】患者俯卧位，医者采用㨰法沿脊柱两侧膀胱经循行路线从上而下㨰摩背部，如此反复 5 min；然后点按命门、肾俞、膀胱俞、承山各 3 min。患者改换仰卧位，两腿屈曲，医者双手对搓至手心有热感，以一手捂在肚脐上，做环形按摩，至肚腹部发热为度；然后点按气海、关元穴各 3 min，以补气温阳通便。

三、小儿便秘按摩法

1.主要手法

1）患儿仰卧，以掌根顺时针摩中脘 5 min，然后点揉双侧天枢 3 min。

2）患儿俯卧，自上向下推七节骨 700 次，点揉脾俞、胃俞、大肠俞各 1 min。

2.随症加减

（1）实秘

【临床表现】大便几日不行，行则干结难下，面红身热，口臭，腹部胀满，饮食减少，舌苔黄燥，指纹色紫。

【治疗原则】消食化积，导滞通便。

【操作方法】主要手法加：①清大肠、退六腑各 300 次；②掐揉足三里 2 min；③搓摩胁肋 5 min。

（2）虚秘

【临床表现】小儿面色㿠白，无光泽，形瘦乏力，神疲气怯，大便努挣难下，食欲不振，舌淡苔薄，指纹色淡。

【治疗原则】益气养血，滋阴润燥。

【操作方法】主要手法加：①补脾经、补肾经、推三关各 300 次；②掐揉足三里 3 min；③捏脊 5 ~ 10 遍。

四、腹部自我按摩法

仰卧床上，两腿伸直，全身放松，微闭双眼，入静片刻，双手从身体两侧收拢到胸前合掌，前后搓热，以一手掌心按在肚脐上，至手心热量传入腹部为度。然后搓热手掌，将右手掌按在右下腹升结肠的部位，从右下腹沿结肠方向向上、向左、向下环形按摩推揉，反复多次，直至有便意或排便为止。这种自我按摩可以在每天清晨进行，也可以根据自己的排便习惯，在排便之前的时间进行。

五、手部按摩疗法

在我们的手上有许许多多内脏器官的反射区，这些反射区既可以反映我们身体的健康状况，又可以通过刺激相应的反射区，达到治病的目的。在这些反射区当中，用于治疗便秘的有胃反射区、大肠反射区等。

1. 全手按摩法

双手合掌，对搓至掌心发热，然后用右手拇指按左手，其余四指配合，从左手掌根至每根手指尖依次掐按，按摩完手掌再按摩手背。如此再换左手掐按右手。全手按摩时间 5 ~ 10 min，每天 1 次。通过刺激手部反射区使全身机体功能增强，可以防治便秘。

2. 鱼际肌按摩法

以按摩右手鱼际肌为例：左手拇指掌面压在右手大鱼际处，示指压在合谷穴，按摩大鱼际肌，有轻度压迫感即可。示指不动，拇指可反复从前到后按揉大鱼际肌，按摩 2 min 后同法按摩左手大鱼际肌。如此交替按摩，有便意后如厕。如果患者无法完成，可以由他人协助完成。经常按摩有预防便秘的作用。

3. 胃肠反射区按摩法

（1）反射区定位

1）胃反射区：手掌内，拇指与食指间。

2）直肠反射区：接近手掌根部区域。

（2）按摩法

1）压按法：拇指在反射区上向深处按压下去，其余四指在反射区的反面（即手背处）相应地对顶着。

2）揉按法：拇指在手掌面的反射区依顺时针方向揉按。

3）推按法：拇指沿着反射区的肌纤维推按。

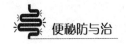

4）捆扎法：此法是为了使反射区在手指部位获得更强和更持久有效的刺激，可以用橡皮筋等捆扎手指来获得。

5）夹法：这也是一种为了使反射区获得更强和更持久的刺激的方法，可以用反射夹或一般的晒衣夹夹住反射区的位置来达到目的。应尽量避免使用金属夹。

6）挤压法：这是一种消除精神紧张，促进全身神经系统兴奋的方法，可以将双手十指相互交叉用力握紧，用力挤压手指。

7）顶压法：双手指尖相互对顶，也可以用反射梳、铅笔或类似的器具顶压反射区域。

用上述按摩手法每周至少2次，每次15 min。只要持之以恒，一定会取得显著效果。

六、足部按摩疗法

足部按摩，又称足部反射疗法、足部病理按摩、足道养生等，是一种以刺激足部反射区为主的按摩疗法。

1. 足部反射区

足部有丰富的神经末梢，通过这些神经末梢，信息和能量流可从身体各个器官和部位反射到足底的一定区域，这些区域即反射区。反射区是神经聚集点，这些聚集点均与身体器官相对应。每个器官在足部都有一个固定的反射位置，身体右半部的器官与右足的相应区域有联系，身体左半部的器官与左足的相应区域有联系。当一个人身体的某个脏器或体表的某处发生病变，均会在相应反射区出现一定反应。需要特别指出的是，头部器官由于神经下行传导过程中左右交叉，因此在足部的反射区是左右交叉的，即左侧头部器官反射区在右足，右侧头部器官反射区在左足。例如，右眼反射区在左足，左眼反射区在右足。我们一般所接触到的足底按摩主要是用手直接或间接施力于足部反射区，运用各种手法给足部一定疼痛刺激，通过反射区的作用纠正身体相应器官的异常状态，从而达到保健治疗的目的。用手按摩比较灵活，可根据不同人对疼痛不同的耐受度来调节施力的大小，可自我按摩，也可互相按摩。直接按摩主要靠手来施力，而且要求达到一定的刺激程度，因此操作起来比较累，需要一定的力量与耐力。间接按摩常借助一些器具，如按摩棒等，相对来说，减轻了手的用力，比较轻松一点。也可以完全不用手来按摩足部，例如，坐位或站立时，可在足下某反射区位置垫一块鹅卵石，通过上下小幅度踮脚的运动，一起一落，使鹅卵石对足部产生按摩刺激作用。其他如药物泡脚、热水烫脚、运用电磁仪器刺激足部等也都可归入足部按摩的范畴。

2. 足部按摩常用介质

足部按摩可以使用介质，介质能够增强疗效，润滑和保护皮肤。足部按摩常用介质的种类同躯体按摩使用的介质。

3. 足部按摩注意事项

1）在按摩前必须剪短并洗净指甲。为避免损伤皮肤，应当在皮肤上涂上一种油膏以润滑，然后视被按摩点的情况，采取绕圈式的揉搓或上下式的挤压方式进行按摩。对大部分的按摩部位来说，需要注意朝心脏方向按摩，刺激强度应当从轻到重，逐渐增加压力。

2）房间要保温、通风，保持空气新鲜。夏季治病时，不可以用风扇吹双脚。

3）假如患者精神紧张，身体疲劳，或正处于情绪激动之中，要让患者稍事休息，待患者平静下来后再进行治疗。

4）按摩后半小时内，饮温开水 500 mL（肾病患者不要超过 150 mL），以利于代谢废物排出体外。

5）避免压迫骨骼部位，防止骨膜发炎或出血肿胀现象（患血小板减少症者容易产生青紫肿块，应当注意）。

6）足部受伤，避免在足部受伤部位加压，应当找出上下肢相关反射区的疼痛点按摩。

7）长期接受足部按摩，足部疼痛的感觉就会迟钝，此时可以用盐水浸泡双足半小时，足部的敏感性就会增强，治疗效果也会大大提高。

4. 足部按摩禁忌证

1）女性月经或妊娠期间应当避免使用足部按摩，以免引起子宫出血过多或影响胎儿健康。

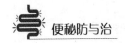

2）因足部按摩有促进血液循环的作用，因此对脑出血、内脏出血及其他原因所致的严重出血患者不得使用，以免引起更严重的出血。

3）对严重肾衰竭、心力衰竭、肝坏死等危重患者，足部按摩的刺激可能引起强烈的反应，甚至使病情恶化，因此必须慎用。

4）对于肺结核活动期的患者，不能应用，以免结核菌随血行播散，导致弥漫性、粟粒性结核的严重后果。

5）对于频发心绞痛的患者，应当嘱患者绝对卧床休息，并尽量妥善送医院就医，绝不能滥用足部按摩。

6）高热、极度疲劳、衰弱、长期服用激素、足部病变等不适用于按摩的患者不要进行足部按摩。

5. 足部按摩手法

（1）**操作手法**：足部按摩手法多种多样，而且简单、方便、易学。由于拇指动作最灵活，感应最灵敏，最易施加力量，容易控制轻重，按摩效果较好，因此临床按摩多用拇指。

1）拇指指尖施压法：以拇指指尖施力，其余四指收拢如握拳状。多用于脚趾趾腹或趾根等面积较小的区域。

2）示指单钩施压法：示指弯曲，其余四指收拢如握拳状，用示指第1、第2指间关节施力。

3）掌搓法：五指并拢，用手指、掌面着力，前后搓动。多用于足背面。

4）拇指搓法：以拇指指腹着力，其余四指并拢与拇指分开，前后搓动。多用于足背面。

5）揉法：拇指指尖着力，其余四指握拢，拇指指尖固定在反射区处旋转揉动。

6）撮指叩法：五指指尖捏在一块，上下叩击反射区。

7）捏法：拇指与其余四指分开，分别着力在脚掌、足背，拇指指腹与示指桡侧面共同用力挤捏。

8）握法：一手持脚跟，另一手握脚掌，用力挤握。

（2）**刺激效果**：对于按摩手法的选用，每个人都有自己的习惯，不需要等同划一，只要操作方便，按摩力度适中，能达到按摩的目的即可，无须拘泥于形式。以下介绍足部按摩刺激所能达到的效果。

1）触性刺激：对皮肤进行轻柔按摩，有镇静、安神的作用，可以使身体保持平衡，改善紧张情绪，也可使感觉神经、自主神经的活动旺盛。

2）痛性刺激：按揉压痛点，可以使神经兴奋，促进内分泌功能，提高神经功能。

3）运动刺激：从生理学角度看，利用活动关节、肌肉的方法进行刺激，效果最大，它对运动神经和自主神经有较好的调整作用。

4）压迫刺激：局部压迫，可以激发肌肉的代谢活动，提高内脏功能，促进生理功能及生长发育。

5）叩打刺激：是指咚咚地敲打局部或全足，以起到扩张和收缩内脏肌肉的效果。迅速叩打则可收缩肌肉血管，加强内脏功能，而缓慢地叩打则松弛肌肉，减少内脏的功能活动，使内脏得到良好的休息。

七、耳穴按摩疗法

1.治疗便秘常用的耳穴

（1）**便秘点**：在耳部三角窝内，以坐骨与交感连线为底边，作一等边三角形，顶点处即是。

（2）**脑**：对耳屏的内侧面。

（3）**神门**：对耳轮上、下脚分叉处。

（4）**交感**：在对耳轮下脚末端与耳轮内缘相交处。

（5）**内分泌**：在耳屏切迹内，耳甲腔的前下部。

（6）**大肠**：位于耳甲艇，在耳轮脚上缘内侧 1/3，与口穴相对处。

（7）**胃**：耳轮脚消失处。

2.全耳按摩法

用两手心依次按摩耳郭腹背两侧至耳郭充血发热为止，再以两手握空拳，以拇指、示指两指沿着外耳轮上下来回推摩，直至耳轮充血发热。然后用两手由轻到重提捏耳垂 3 ~ 5 min。耳朵是身体的缩影，对全耳进行按摩，可以促进全身气血运行，调节全身脏腑功能，对于由情绪不良、肝郁气滞导致的便秘尤其适用。

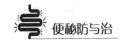

3. 耳穴按摩法

【选取穴位】便秘点、脑、胃、大肠、皮质下、神门、心、肾、肝。

【操作方法一】将拇指对准耳穴，示指对准与耳穴相对应的耳背侧，拇指、示指两指同时掐按，也可以用大小合适的压力棒点压穴位。

【操作方法二】为达到一个长期刺激的目的，还可以用耳穴压豆法。在上述各穴中找出 2 ~ 3 个敏感点，然后局部消毒，将表面光滑的王不留行籽粘附在 0.5 cm×0.5 cm 大小的胶布中央。然后粘附于耳穴上，并给予适当按压，使耳郭有发热、胀痛感（即"得气"）。一般每次压一侧耳穴，两耳轮流，每 3 天更换一次。在耳穴贴压期间，应每日自行按压数次，每次每穴 1 ~ 2 min。

第七节　运动疗法

运动疗法，即为了缓解症状和改善功能，通过全身或局部的运动以达到强身健体或治疗疾病目的的方法。在各种自然疗法当中，运动疗法最能调动患者自身的能动性及锻炼的精神与意志，积极乐观地与疾病做斗争，通常在不经意的运动中，疾病便悄然遁形。既健身又练心的运动疗法，在生活节奏日趋加快、竞争日趋紧张激烈的今天，受到了越来越多人的青睐。

一、运动疗法的特点

运动疗法是一种主动疗法，它要求患者主动参加运动，养成运动的习惯，调节情绪，通过锻炼增强信心，促进机体康复。运动疗法是一种全身疗法，不但对局部器官组织起到锻炼作用，还通过神经反射、神经－体液调节机制改善全身功能，提高免疫力。运动疗法是一种功能疗法，通过体育运动可以使衰退的功能得到增强，使有缺陷的功能在一定程度上得以改善。运动疗法更是一种自然疗法，老少皆宜，只要方法得当，既不会产生不良反应，又能够达到增进健康的目的。

二、运动对便秘患者的影响

1. 增强消化系统的功能

运动疗法对消化系统具有良好的影响。运动锻炼可增强消化系统的功能，使胃肠道蠕动增加，促进消化液的分泌，加强胃肠的消化和吸收功能。运动锻炼可增加呼吸的深度与频率，促使膈肌上下移动和腹肌较大幅度的活动，从而对胃肠道起到较好的按摩作用，还可以改善胃肠的血液循环，有利于保持胃肠道黏膜的完整性，加强胃肠道黏膜的防御机制。适宜的运动锻炼可使机体内脏器官的血液循环加快，这不仅可以改善胃肠道的功能，还可以调节肝脏、胰腺等消化器官的功能。

2. 调节神经系统的作用

机体的生理功能是由中枢神经系统调节控制和维持的，中枢神经系统的功能其实是大脑皮质的功能，与本体感受器和外感受器的传入神经冲动的刺激调节有关。人体患病后，各种感受器的传入神经冲动减少，于是大脑皮质对自主神经中枢的调节作用减弱，全身的生理功能也相应降低。运动疗法可通过肌肉的活动，加强本体感受刺激，传入大脑，可提高大脑皮质的协调性和灵活性，使兴奋与抑制达到新的平衡，进而改善大脑皮质对自主神经系统的调节作用，调节内脏功能，从而促进便秘的康复。另外，通过运动还可以减轻心理压力，舒缓紧张情绪，带来快乐心情，对于心理因素导致的便秘具有良好的治疗作用。

3. 改善心血管系统的功能

运动疗法可提高心脏功能，加强心肌收缩力，增加心脏的功能储备，扩张冠状动脉，改善冠脉循环，降低血脂水平，增加动脉血管弹性，改善血液循环，预防心血管疾病的发生。一般便秘患者多为中老年人，中老年人同时进入了冠心病、高血压病等心血管疾病的高发年龄。因此，便秘患者坚持运动疗法，不仅可以促进便秘的康复，而且对预防心血管疾病亦有一定作用。

4. 其他方面的作用

运动疗法可使血液中的红细胞、白细胞和血红蛋白增加，提高人体的营养水平和代谢能力，增强机体的免疫功能。运动疗法还可以保持肌张力，减

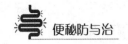

缓或防止肌萎缩和肌纤维的退行性变化，增强关节的稳固性，提高关节的灵活性。经常进行体育锻炼的人，其脊柱和四肢关节均较灵活，对预防颈椎病、退行性关节炎等有一定作用。

三、运动疗法的基本原则

1.适度原则

任何事情都要讲究一个"度"，运动更是如此。要根据患者的年龄、体质、病情和兴趣，选择适宜的运动项目、运动强度及运动时间。对于中年以上的患者，应当特别注意其心血管系统的功能情况，是否能够与所选择的运动锻炼方法相适应。适度的运动有益于人体健康，而超过了这个度，则是过犹不及，竞技体育中许多猝死案例足以说明这一点。在实际的运动中，可以通过控制运动时间和运动强度来掌握。一般运动时间可以限定在 0.5 ~ 1 h，或是根据个人的具体情况来定。运动的强度可从以下两种方法来自行测定和控制。

（1）**自觉用力评分法**：凡是运动，随着活动强度的加大，人的感觉会从"很轻松"和"比较轻松"到"有点累"和"比较累"，进而达到"很累"。运动中感到"有点累"的强度实际上已经达到了有氧运动强度的要求。这在科学上称为自觉用力评分法，也是人人可以掌握的一种方法。

（2）**谈话试验法**：运动时你如果上气不接下气，说明你的运动强度过大。你在运动时感到"有点累"，同时，又能够与身旁的同伴讲几句话，这说明运动强度适宜。

2.因人而异原则

运动疗法也是因人而异的。每个人的年龄、性别、体形、职业、病情等都是不同的，因此要根据个体情况选择适宜的运动疗法。相对来说，年轻、身体较壮、病情较轻者，可以选择运动量大的锻炼项目，如长跑、球类等；年老、身体较虚弱、病情较重者，宜选择动作缓慢柔和、肌肉协调放松、全身能够得到活动的运动，如步行、太极拳、慢跑等。每个人工作性质不同，所选择的运动项目也应有别，如理发员、售货员、厨师要长时间站立，易发生下肢静脉曲张，运动时不要多跑、多跳，应当仰卧抬腿；经常伏案工作者，要选择一些伸腰、扩胸、仰头、远望的运动项目。总之，因人而异是运动疗法的基本原则之一。

3. 因时而异原则

许多运动只要方便随时可以进行。但运动时间不同，对身体产生的影响也不尽相同。便秘患者不宜在饭后进行剧烈运动，也不应当在剧烈运动后立即进食。一般运动量较大的体育锻炼应当在饭后 1 h 进行，饭后进行散步则有助于消化和吸收。此外，锻炼时的环境与时间也有很大关系。一个健康的成年人每分钟呼吸 16 ~ 20 次，一天吸入空气十多立方米。而在运动时，因为代谢的需要，吸入的空气往往是正常状态下的 2 ~ 3 倍。因此，锻炼时环境与时间的选择显得尤为重要。为使运动达到最佳效果，有必要研究一下最佳运动时间，尤其是户外运动。一般居住在城市里的人们认为早晨的空气经过一夜的沉淀而洁净清新，因此在这时运动对人体最好，其实不然。气象专家告诉我们，一般情况下，空气污染每天有两个高峰期，一个为日出前，另一个为傍晚。特别是冬季，因为冷高压的影响，污染更为严重，有害气体要高出正常情况的 2 ~ 3 倍。在冬季，清晨寒冷的空气对刚从温暖的家中走出来的老年人尤为不利，冷空气的突然刺激会使人体血管急剧收缩，从而易于导致各种心血管病急性发作，危及生命。因此，早晨运动并不是明智的选择。研究表明，每天 8 ~ 12 时和 14 ~ 17 时是肌肉收缩速度、力量及耐力等人体功能相对最佳状态的时间段，人的感觉最灵敏，协调能力、体力的发挥和身体的适应能力最强，并且心率及血压最平稳，这两个时间段锻炼对身体健康更有利。因此，运动时最好选择在 8 ~ 12 时和 14 ~ 17 时这两个时间段。

4. 坚持原则

运动疗法并非一朝一夕的事情，贵在有恒心，坚持不懈。运动疗法对便秘的保健具有一定作用，但非一日之功，只有长期坚持，才能够取得预期效果。因为机体的神经系统、内脏器官及肢体功能的完善，身体体质的增强，要通过多次适当运动量的刺激和强化才能够获得。

5. 循序渐进，逐渐加大运动量

在开始进行运动锻炼时，运动量以小为宜。随着患者机体健康状况的改善，运动量可以逐渐加大，达到应有的运动强度之后，即应当维持在此水平

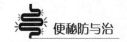

上，坚持锻炼，严禁无限制加大或突然加大运动量，以免发生不良反应。

四、适合便秘患者的运动疗法

适宜便秘患者的运动疗法有很多种，其运动强度和侧重点各不相同，便秘患者应当根据自己的体力、年龄、兴趣爱好等具体情况，选择与之相适宜的运动项目。最好在专科医生或体疗医生的指导带教下进行锻炼，以取得最佳效果。下面选择适宜便秘患者的较为常用的运动疗法，予以简要介绍，以供参考。

1. 散步运动

唐代名医孙思邈精辟地指出："食毕当行步……令人能饮食无百病。"散步是一项简单且行之有效的锻炼方式，也是一种不受环境、条件限制，人人可行的保健运动。每天坚持在户外进行轻松而有节奏的散步，可以促进四肢及脏器的血液循环，增加肺活量和心排血量，改善微循环，加强胃肠道的蠕动和消化腺的分泌，调节神经系统功能，增加排便的动力，使排便通畅。同时，散步还可以调畅情志，消除神经、精神疲劳，使人气血流畅，脏腑功能协调。散步前应当使身体自然放松，适当活动肢体，调匀呼吸，然后从容展步。散步时背要直，肩要平，抬头挺胸，目视前方，精神饱满，步履轻松，犹如闲庭信步，随着步伐的节奏，两臂自然而有规律地摆动，在不知不觉中起到舒筋活络、安神宁心、行气活血、祛病强身的效果。散步宜缓不宜急，宜顺其自然，而不宜强求，以身体发热、微出汗为宜。散步的方法有普通散步法、快速散步法及反臂背向散步法等多种，便秘患者一般可以采用普通散步法，即以每分钟 60 ~ 90 m 的速度，每次散步 15 ~ 40 min，每日散步 1 ~ 2 次。散步在任何时候均可进行，但饭后散步最好在进餐 30 min 以后，对于便秘患者来说，选择在清晨、黄昏或睡前均较适宜。在场地选择上，以空气清新的平地为宜，可以选择公园、林荫道上或乡间小路等，不要到车多、人多，或阴冷、偏僻之地去散步。散步时衣服要宽松舒适，鞋要轻便，以软底鞋为好，不宜穿高跟鞋、皮鞋。

2. 慢跑运动

慢跑又称为健身跑，是近年来流行于世界的锻炼项目，简便易行，无须场地和器材，且老幼皆宜，是人们最为常用的防病健身方法之一。慢跑是防治便秘的有效体育疗法，还是一项对内脏极为有益的锻炼。跑步是节奏性运动，可以使胃肠不定向摆动，加上膈肌和腹肌有节奏的收缩等，对胃肠道形成一种良性的振荡运动和按摩，不仅可以锻炼肠道平滑肌，使之张力增强，而且因胃肠的摆动和重力作用，食物残渣加速向低位移动，对肠壁产生良性刺激，使肠蠕动趋于活跃，促进大便和肠道内气体排出体外。同时，跑步时呼吸加快、加深，肺活量加大、心跳加快等，不仅能够改善呼吸、循环及神经系统功能，还能够有效地锻炼膈肌、腹肌、盆腔肌群等排便肌群，保持并增强这些排便肌群的张力及收缩力，这对纠正便秘、保持大便通畅也是非常重要的。

采用慢跑运动进行医疗体育锻炼时，需要有一个逐渐适应的过程。慢跑前要进行身体检查，严防有禁忌证者进行慢跑。慢跑时应稍减一些衣服，做3 ~ 5 min 的准备活动，如活动脚、踝关节及膝关节，伸展一下肢体或做徒手体操，之后由步行逐渐过渡到慢跑。慢跑时的正确姿势是全身肌肉放松，两手微微握拳，上身略向前倾，上臂及前臂弯曲成 90° 左右，两臂自然前后摆动，两脚落地要轻，呼吸深长而均匀，与步伐有节奏地配合，一般应前脚掌先落地，并用前脚掌向后蹬地，以产生向上、向前的反作用，有节奏地向前奔跑。慢跑一般应先从慢速开始，等身体各组织器官协调后，可以放开步伐，用均匀的速度进行。慢跑的距离起初可以短一些，要循序渐进，可以根据自己的具体情况灵活掌握慢跑的速度和时间，运动量以心率每分钟不超过 120次，全身感觉微热而不感到疲劳为度。慢跑的速度一般以每分钟 100 ~ 120 m 为宜，时间可以控制在 10 ~ 30 min。当慢跑即将结束时，要注意逐渐减慢速度，使生理活动慢慢缓和下来，不可以突然停止。慢跑后可做一些整理活动，及时用干毛巾擦汗，穿好衣服。慢跑中若出现呼吸困难、心悸胸痛、腹痛等不适，应当立即减速或停止跑步，必要时可到医院检查诊治。慢跑应当选择空气新鲜、道路平坦的场所，不宜在车辆及行人较多的地方跑步，并应穿大小合适、厚度与弹性适当的运动鞋。不要在饭后立即跑步，也不宜在跑步后立即进食。对于便秘患者来说，慢跑宜在早晨或傍晚进行，在坚持慢跑的同时还要养成定时排便的习惯，并注意与其他治疗方法相互配合。

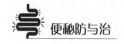

3. 跳绳运动

跳绳是一项简单易行，不需要特殊场所和设备，可以自己掌握运动量，男女老幼均适宜的体育锻炼，又是预防便秘的好方法。

1）跳绳运动对于神经系统功能具有良好的调节作用，被认为是当今世界上最佳的健脑活动之一，受到国内外不少医学家推崇。特别是手握绳头不断旋转，脚掌、脚趾不断弹跳，会刺激踇趾、足底穴位，对大脑产生良性刺激，增加脑细胞的活力，调节大脑皮质及内脏自主神经系统功能，进而增强内脏反射功能，特别是胃肠道功能，有利于预防便秘。

2）跳绳是一种全身运动，腹部肌肉配合提腿跳动，腹内脏器和腿不断地跳动而产生"振荡运动"，促使腹肌、盆腔肌肉、胃肠道平滑肌、肛提肌和括约肌等普遍得到锻炼和运动，并促进胃肠蠕动；同时，跳绳时呼吸加快、加深，使胸、背、膈肌都参加了活动。所以跳绳对腹肌、膈肌、盆腔肌群等是一种全面锻炼，可确保这些参与排便动作的肌群永葆张力，防止排便动力不足，可预防便秘。

3）足，特别是足底，是人体经络汇集之处，在跳绳时，脚不断弹跳，对足底不断地产生"刺激"和"按摩"，能够起到通过经络系统疏通气血、温煦脏腑、调节胃肠功能的作用。另外，跳绳运动不仅可以预防便秘，对于已患便秘者也有治疗作用，是一种有效地治疗便秘的体育疗法。最初锻炼跳绳可以慢一些，跳一会儿休息一会儿。经过一段时间的锻炼，可以每分钟跳 120 次，共跳 5 min，然后做放松活动或散步。和其他项目的体育锻炼一样，只要持之以恒，必见成效。

4. 肛门会阴运动锻炼法

肛门会阴运动，也称缩肛运动，即在自主意识支配下，收缩—放松—收缩肛门和会阴进行锻炼的方法。肛门会阴运动锻炼法可增强肛门外括约肌、耻骨直肠肌、肛提肌等随意舒缩功能，进而增强排便动力，使排便通畅，有利于预防和治疗便秘。肛门会阴运动锻炼法的具体方法包括以下几种。

1）随意收缩肛门和会阴 5 s，再舒张 5 s，连续进行 5 min，一般每天练习 2 ~ 3 次。练习时，注意缩肛时吸气并稍屏气闭嘴，意守丹田，放松舒张时慢慢呼气。

2）仰卧屈膝，抬头，右手伸到左膝，然后放松复原；再屈膝，抬头，左手伸到右膝，放松还原。如此反复练习 10 ～ 15 遍，一般每日练习 1 ～ 2 次。

3）仰卧，向内收缩腹部，并将臀部紧缩，持续 5 s，然后放松，再重复做，连续进行 5 min，一般每天练习 2 ～ 3 次。

4）坐位深呼吸法，可以深吸气时紧缩臀部和肛门，呼气时放松，如此随深呼吸连续做 10 ～ 30 次；也可以站立收腹缩肛，然后放松，再收腹缩肛，反复练习 10 ～ 30 次；或者步行时有意做缩肛运动。

5. 便秘防治操

此操可以促进胃肠运动，预防和治疗便秘。

（1）第一节：仰卧起坐。重复做 7 ～ 8 次。

（2）第二节：仰卧，双腿伸直，双臂伸直，放在头两侧。

（3）第三节：从仰卧位坐起，姿势可不限。坐起后体前屈至两手摸脚尖。

6. 徒手强肌体操

徒手强肌体操简单易行，能够强健腹部及会阴部肌肉，防治便秘，适宜中青年便秘患者练习使用。做操时运动幅度和力量可适当大一些，一般每天早晚各做 1 次，坚持练习，可纠正功能性便秘。

（1）第一节：直立，左手扶墙，右腿屈膝尽量抬高。右手扶墙，左膝尽量抬高。如此反复，左右腿各做 10 次。此节操能够锻炼会阴部和腹部肌肉，可以促进排便。

（2）第二节：直立，两手垂于身体两侧。双腿弯曲向下深蹲，蹲得越低越好，再恢复初始姿势。如此反复，共做 10 次。此节操能够锻炼会阴部肌肉。练习时应当注意，下蹲时要站稳身体，以免摔倒。

（3）第三节：直立，左手扶墙，右脚尖绷直，踢起右腿，踢得越高越好。再右手扶墙，再踢左腿。如此反复，左右脚各做 10 次。此节操能够锻炼会阴部和腹部肌肉。

（4）第四节：直立，双脚分开，双肘弯曲伸在胸前。身体先向左转，双臂向右甩，然后身体向右转，双臂向左甩。如此反复，左右各做 10 次。此节操能够锻炼腹部肌肉，促进排便。

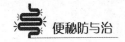

（5）**第五节**：直立，两脚分开，两手垂于身体两侧。双手上扬，然后弯腰屈身，双手尽力触脚尖，再恢复初始时的姿势。反复做 15 次。此节操能够锻炼会阴部肌肉和腹部肌肉，促进排便。

（6）**第六节**：直立，双脚分开，两手叉腰。腰部顺时针旋转 1 圈，再逆时针旋转 1 圈。如此反复，共做 20 次。此节操能够锻炼腹部肌肉。

（7）**第七节**：直立，左手扶墙，右腿向左侧踢起，踢得越高越好。再右手扶墙，左腿向右侧踢起。如此反复，左右腿各做 10 次。此节操能够锻炼臀部和腹部肌肉。

（8）**第八节**：直立，双手扶墙。左腿向后踢起，踢得越高越好，恢复直立双手扶墙位；然后右腿向后踢起。如此反复，左右腿各做 10 次。此节操能够锻炼臀部和腹部肌肉。

（9）**第九节**：直立，两手垂于身体两侧。左腿迈前一步成弓步，两手扶在左膝上，身体向下压髋部 10 次，再恢复初始时的姿势；然后右腿迈前一步成弓步，两手扶在右膝上，身体向下压髋部 10 次。此节操能够锻炼会阴部肌肉，促进排便。

（10）**第十节**：直立，两脚分开，两手垂于身体两侧。上体前屈 90°，双臂向前伸展成水平状，再恢复初始时的姿势。反复做 10 次。此节操能够锻炼腹部肌肉，增强消化系统功能。

（11）**第十一节**：直立，两手垂于身体两侧。双腿向两侧做分腿跳，双臂平举，跳得越高越好，腿分得越开越好，再恢复初始时的姿势。反复跳 10 次。此节操能够锻炼会阴部和腹部肌肉，促进排便。

（12）**第十二节**：直立，两手垂于身体两侧。两腿向前后做分腿跳，跳得越高越好，腿分得越开越好，再恢复初始时的姿势。反复跳 10 次。此节操能够锻炼会阴部和腹部肌肉，促进排便。

（13）**第十三节**：直立，两手垂于身体两侧。先原地跳起左脚，左脚落地后再跳起右脚。反复交叉跳 10 次。此节操能够锻炼会阴部肌肉，促进胃肠蠕动，有利于排便。

7. 徒手调中体操

徒手调中体操动作和缓，有调整胃肠功能、促进排便的功效，是适合年老体弱的便秘患者练习的保健体操。一般每天早晚各做1次，坚持练习可纠正便秘，使大便保持顺畅。应注意的是，练习时要循序渐进，逐渐加大动作幅度和力量，切不可操之过急。

（1）第一节：直立，两脚分开，与肩同宽，两手置于身体两侧。两膝微弯，身体前倾，两臂向前伸直，再恢复初始时的姿势。反复做10～15次。

（2）第二节：直立，两脚分开，与肩同宽，两手按在腹部。向左顶髋，两手向左按揉腹部；再向右顶髋，同时两手向右按揉腹部。反复做20次。

（3）第三节：直立，两脚分开，与肩同宽，两手按在腹部。向后顶髋，上身向前微倾；再向前挺髋，上身向后微倾。反复做20次。

（4）第四节：直立，两脚分开与肩同宽，两手按在腹部。首先髋部顺时针旋转1周，同时两手顺时针按揉腹部旋转1周，反复做15～20次，然后恢复初始时的姿势。

（5）第五节：直立，两手置于身体两侧。左腿轻轻抬起，右手拍打腹部，再恢复初始时的姿势；然后右腿轻轻抬起，左手拍打腹部，再恢复初始时的姿势。如此左右交替，共做10次。

（6）第六节：直立，两脚微分，两手叉腰。左脚尖抬起，向左划圈1周，再恢复初始时的姿势；然后右脚尖抬起，向右划圈1周，再恢复初始时的姿势。如此左右交替，反复做20次。

（7）第七节：左手扶墙，身体侧立，右腿屈膝抬起，向右划圈1周，牵动髋部，反复做15～20次；然后右手扶墙，身体侧立，左腿屈膝抬起，向左划圈1周，牵动髋部，反复做15～20次。

（8）第八节：双手扶墙直立，面向墙壁。双腿轻轻下蹲，双膝向外分开，拉开髋部，然后恢复初始时的姿势。如此反复做20次。

（9）第九节：直立，两脚分开，与肩同宽，两手叉腰。身体左转90°，牵动腰腹部，再恢复初始时的姿势；然后身体右转90°，牵动腰腹部，再恢复初始时的姿势。左右交替，共做10次。

（10）第十节：直立，两脚分开，与肩同宽，两手置于身体两侧。然后两脚跟轮流抬起，两手前后摆动，扭动髋部，做竞走状动作。反复做3～5 min。

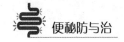

（11）第十一节：直立，两脚分开，与肩同宽，两手叉腰。上身向左侧屈，同时向右顶髋，再恢复初始时的姿势；然后上身向右侧屈，同时向左顶髋，再恢复初始时的姿势。左右交替，共做 15 ~ 20 次。

（12）第十二节：左手扶墙，身体侧立，右腿抬起，前后摆动（根据自己的身体状况决定摆动的幅度，体弱者不宜过大），共摆动 20 ~ 30 次，然后右手扶墙，身体侧立，左腿抬起，前后摆动，共摆动 20 ~ 30 次。

（13）第十三节：左手扶墙，身体侧立，右腿屈膝，向上抬起至最高程度，并向右侧踢右腿；然后换右手扶墙，身体侧立，左腿屈膝，向上抬起至最高程度，并向左侧踢左腿。反复做 15 ~ 20 次。

8.床上训练体操

床上训练体操能够锻炼腹部和会阴部肌肉，增强消化系统功能，促进排便，是适合青壮年便秘患者练习的保健体操之一。此操一般每天练习 1 ~ 2 次，可以在床上做，也可以在地毯或垫子上做。应注意的是，体质虚弱者及患有高血压、脑血栓、腰椎间盘突出、腰肌劳损的便秘者不适宜选用此操。

（1）第一节：仰卧，两腿伸直，两手置于身体两侧。然后双腿向上抬起弯曲，做蹬自行车运动。连续做 20 ~ 30 次。

（2）第二节：仰卧，两腿伸直，两手放在腹部。直起上身成90°，然后恢复初始时的姿势。重复做 10 ~ 20 次。

（3）第三节：仰卧，两腿伸直，两手放在身体两侧。左腿伸直向上抬起成90°，恢复原状。左右腿各做 10 次。

（4）第四节：仰卧，两腿伸直，两手放在身体两侧。腹部尽量向上挺起呈拱桥形，然后恢复初始时的姿势。如此反复做 10 次。

（5）第五节：仰卧，两手放在身体两侧。两腿伸直，尽量抬起，膝盖接近头部，臀部也跟着抬起，然后恢复初始时的姿势。如此反复做 10 次。

（6）第六节：俯卧，双臂弯曲放在头侧，两腿伸直。上身和两腿尽量向上抬起，然后恢复初始时的姿势。如此反复做 10 次。

（7）第七节：俯卧，双臂伸直，放在头侧。左腿伸直，尽量向上抬起，再恢复初始时的姿势；然后右腿伸直，尽量向上抬起，再恢复初始时的姿势。如此反复，左右腿各做 10 次。

（8）第八节：仰卧，两手放在身体两侧，两腿伸直，并直立抬起成90°，然后两腿向左右分开，分得越开越好，再恢复初始时的姿势。如此反复做10次。

（9）第九节：身体左侧卧，两腿伸直。然后右腿向上抬起，抬得越高越好，再恢复初始时的姿势。如此反复做15次。

（10）第十节：身体右侧卧，两腿伸直。然后左腿向上抬起，抬得越高越好，再恢复初始时的姿势。如此反复做15次。

（11）第十一节：仰卧，两腿伸直，两手放在身体两侧。然后脚尖绷直，两腿上下摆动，大腿带动小腿，如仰泳两腿打水的动作。如此反复做15～20次。

（12）第十二节：俯卧，两腿伸直，两手伸直置于头侧。然后脚尖绷直，两腿上下摆动，大腿带动小腿，如自由泳两腿打水的动作。如此反复做15～20次。

（13）第十三节：俯卧，两腿伸直，两手置于胸前。右腿向上抬起到最大限度，并向右尽量分开，再恢复初始时的姿势；然后左腿向上尽量抬起，并向左尽量分开，再恢复初始时的姿势。如此反复，左右腿各做10次。

9.垫上训练体操

垫上训练体操能够锻炼腹部和会阴部肌肉，增强胃肠蠕动，改善消化系统功能，促进排便，是适宜年老体弱和行动不便的便秘患者练习的保健体操之一。此操一般每天早晚各做1次，坚持练习效果良好。应注意的是，做操时动作要柔和、舒缓，不可过快、用力过猛。患有高血压、脑卒中及腰部疾病的便秘患者不适宜选用此操。

（1）第一节：先坐在垫子或地毯上，上身伸直，最好背靠着墙，双手置于身体两侧。然后双手叠放在腹部，自右下腹开始，以脐部为中心，顺时针划圈按揉，手劲逐渐加重，如此反复做20遍。再以同样的姿势逆时针按揉20遍。

（2）第二节：先坐在垫子或地毯上，上身伸直，两腿左右分开。然后双手前伸，上身向下弯曲，贴近垫子或地毯，压动髋部，再恢复初始时的姿势。反复做20次。

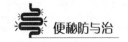

（3）第三节：坐在垫子或地毯上，两腿并拢，上身伸直，双手置于身体两侧。身体左转，双手触摸身体左侧的垫子或地毯，再恢复初始时的姿势；然后身体右转，双手触摸身体右侧的垫子或地毯，再恢复初始时的姿势。如此反复，左右侧各做10次。

（4）第四节：坐在垫子或地毯上，两腿分开，上身伸直，双手撑在体后。然后双手用力，臀部向上挺起，撑动髋部，再恢复初始时的姿势。如此反复做20次。

（5）第五节：坐在垫子或地毯上，两腿分开，上身伸直，双手撑在体后。右腿尽量向右上方抬起，再恢复初始时的姿势；然后左腿尽量向左上方抬起，再恢复初始时的姿势。如此反复，左右侧各做10次。

（6）第六节：坐在垫子或地毯上，两腿并拢，上身伸直，双手交握于胸前。然后上身顺时针旋转10圈，再逆时针旋转10圈。

（7）第七节：俯卧在垫子或地毯上，双手在体前，双手支撑，伸屈腹部和臂部，然后上身向前做蛇形蠕动，连续做15～20次。

（8）第八节：仰卧在垫子或地毯上，双手置于身体两侧。左腿屈膝抬起，双手抱膝，再恢复初始时的姿势；然后右腿屈膝抬起，双手抱膝，再恢复初始时的姿势。如此反复，左右腿各做10次。

（9）第九节：仰卧在垫子或地毯上，两腿伸直，双手置于身体两侧。然后双膝向上抬起，双手抱膝，再恢复初始时的姿势。如此反复做20次。

（10）第十节：仰卧在垫子或地毯上，两腿伸直，双手置于身体两侧。双腿伸直抬起90°，然后左腿向前，右腿向后，分开双腿，分开的幅度越大越好；然后右腿向前，左腿向后，分开双腿。双腿反复做前后分开剪腿动作20次。

（11）第十一节：俯卧在垫子或地毯上，双肘支撑，两腿尽量左右分开，小腿抬起90°。小腿向外尽量摆动，撑动臀部，然后小腿向内摆动，双脚掌触碰。如此反复做20次。

（12）第十二节：左侧卧在垫子或地毯上，双腿伸直。右小腿弯曲，向前顶右膝；然后向后蹬腿。反复做20次。

（13）第十三节：右侧卧在垫子或地毯上，双腿伸直。左小腿弯曲，向前顶左膝；然后向后蹬腿。反复做 20 次。

10. 强肌畅中体操

强肌畅中体操能够锻炼腹部肌肉，对于消化器官具有按摩作用，可促进排便，适宜体质较强且柔韧性较好的便秘患者练习。此操一般每天早晚各做 1 次，坚持练习能纠正便秘，保持大便顺畅。应注意的是，在做比较难的动作时要根据自身的情况而定，不可太勉强，以避免拉伤肌肉。对于患有高血压、心脏病及骨骼疾病的便秘患者不适宜选用此操。

（1）第一节：直立，两脚分开，与肩同宽，两手置于身体两侧。然后蹲下，上身挺直，双手交握并过头顶，胳膊伸直，眼睛望天。自然呼吸 30 s，恢复初始时的姿势，全身放松。反复做 3 遍。

（2）第二节：直立，两脚分开，与肩同宽，两手置于身体两侧。然后蹲下，双手按住膝内侧，推膝盖向外分，目视前方。自然呼吸 30 s，恢复初始时的姿势，全身放松。反复做 3 遍。

（3）第三节：直立，两脚分开，与肩同宽，两手置于身体两侧。然后蹲下，双手胸前合掌，两肘尽量将两膝向外推，目视前方。自然呼吸 30 s，恢复初始时的姿势，全身放松。反复做 3 遍。

（4）第四节：直立，两脚分开，与肩同宽，两手置于身体两侧。然后蹲下，双手在身后交握，头与上身转向右侧，左膝尽量贴近身体，自然呼吸 15 s，恢复初始时的姿势，全身放松。继之再次蹲下，双手在身后交握，头与上身转向左侧，左膝尽量贴近身体，自然呼吸 15 s，恢复初始时的姿势，最后全身放松。如此反复做 3 遍。

（5）第五节：直立，两脚分开，与肩同宽，两手置于身体两侧。然后蹲下，上身与头挺直，双臂伸直，手掌张开向下用力，两脚跟微微抬起。坚持 20 s，恢复初始时的姿势，全身放松。如此反复做 3 遍。

（6）第六节：直立，两脚分开，与肩同宽，两手置于身体两侧。然后两臂向两侧平举，掌心向外推出，挺胸，小腹收紧，鼻吸气，口呼气。坚持 30 s，恢复初始时的姿势，全身放松。如此反复做 3 遍。

（7）第七节：直立，两脚分开，与肩同宽，两手置于身体两侧。两手交握置于头上，胳膊伸直，手掌向上，双脚尖用力，然后脚跟微微抬起，挺胸，

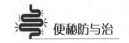

小腹收紧。坚持30 s，恢复初始时的姿势，全身放松。如此反复做3遍。

（8）第八节：直立，两脚分开，与肩同宽，两手置于身体两侧。吸气后五指张开，双掌用力向前推，挺胸收腹，同时呼气；然后吸气收回手臂在胸前。反复做15 ~ 20遍。

（9）第九节：直立，两脚分开，与肩同宽，两手置于身体两侧。然后右脚前迈，左腿伸直，成弓步，右手握拳屈肘向前上，左手握拳屈肘向后下，挺胸收腹，下压髋部，坚持30 s，恢复初始时的姿势，全身放松。再左脚前迈，右腿伸直，成弓步，左手握拳屈肘向前上，右手握拳屈肘向后下，挺胸收腹，下压髋部，坚持30 s，恢复初始时的姿势，最后全身放松，连做2遍。

（10）第十节：直立，两脚分开，与肩同宽，两手置于身体两侧。然后两肘相抱举于头顶，上身前屈90°，呼气，收腹。坚持30 s，恢复初始时的姿势，全身放松，反复做3遍。

（11）第十一节：直立，两脚分开，与肩同宽，两手置于身体两侧。然后上身向下弯曲，双手下垂，双腿伸直，稍停后上身继续下弯，双手抱住小腿，头贴近膝盖，收紧腹部。坚持30 s，恢复初始时的姿势，全身放松。如此反复做3遍。

（12）第十二节：直立，两脚分开，与肩同宽，两手置于体侧。两手举过头顶，伸直两臂，上身向前弯曲90°，呼气；然后慢慢向左转，再慢慢向右转。如此反复做4遍，再恢复初始时的姿势，最后全身放松。

（13）第十三节：直立，两脚分开，与肩同宽，两手置于身体两侧。然后左脚前迈，屈膝成弓步，两手在体后交握，胳膊伸直，上身尽量向左侧弯曲，头贴近左脚尖，坚持30 s，恢复初始时的姿势，全身放松。右脚前迈，屈膝成弓步，两手在体后交握，胳膊伸直，然后上身尽量向右侧弯曲，头贴近右脚尖，坚持30 s，恢复初始时的姿势，最后全身放松。反复做4遍。

11. 腹式呼吸运动操

腹式呼吸运动操是一套强化排便所需腹部压力的运动操。如果坚持每天运动，就会锻炼出能够顺畅排便的腹压。腹式呼吸运动操还有放松心情的效果。为解决便秘问题，首先要将心情放轻松，然后恢复原有的自主神经功能。这套体操最基本的姿势就是站立，但躺在床上做同样有效。

（1）第一节：双腿张开约为 10 cm，双手伸开放置于肋骨下方。

（2）第二节：用鼻子将空气吸入，并继续使空气遍布于整个胸腔，然后用双手轻轻将肋骨提起，此时记住，要缩紧小腹。

（3）第三节：一边吐气一边将肋骨轻轻往下推。待空气完全吐完后，再让胸部与腹部休息一会，重复同样的动作 4 ~ 6 次。

12.摇晃吊床操

摇晃吊床操能够让肠道有很大的扭曲，对于弛缓性便秘的患者来说，会有使肠道从外侧向内侧紧绷起来的效果。如果每天持续不断地练习，肠道就会慢慢变细，内容物就不容易积于肠道内。

（1）第一节：仰卧，双膝弯曲，足底紧贴床板，脚跟尽量往臀部的方向靠近。双腿张开约 30 cm，两手放在身体的两侧。反复做 6 次。

（2）第二节：将臀部从床板上举高约 5 cm，用头部、肩膀和双腿来支撑身体的重量。

（3）第三节：将身体当作摇床一样，将臀部左右摇摆。运动中不要忘记配合呼吸。左右摇摆 10 次之后，将臀部再慢慢放回床板上休息。

13. 便秘康复操

便秘康复操既可以促进肠道蠕动，又可以放松紧张情绪，从而解除便秘之苦。

（1）第一节：取直腿坐、两手在体后撑地姿势。将两腿抬起屈收腿，然后伸直腿并不着地，像拉手风琴一样重复 30 次，以提高腹腔压力和促进肠道的蠕动。

（2）第二节：取仰卧位，两腿向上抬起离地 15 cm。然后踝关节像鸭子划水一样做足的屈伸动作，并坚持 20 s。

（3）第三节：取俯卧位。两腿像自由泳一样做打水动作，能够有效地提高腹腔压力，对缓解便秘有较好的效果。此练习应当根据体力尽量多次重复。

14. 太极拳

太极拳是一种意识、呼吸、动作密切结合的运动，"以意领气，以气运身"，用意念指挥身体的活动，是中医运动疗法中运用最为广泛的一种方法，乃"幼年练到白头翁"的运动项目。太极拳强调放松全身肌肉，心静、身正、

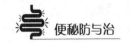

用意、收敛、匀速，将气、意、形结合成一体，使人体的精神、气血、脏腑、筋骨均得到濡养和锻炼，具有祛病强身的功能，并对多种疾病有一定的辅助治疗作用，是一种动静结合、刚柔相济的防病、治病方法。由于体质虚弱、消瘦、胃下垂、年老或肥胖等引起的便秘，通过练太极拳可锻炼肌肉或减肥，促进排便。同时，坚持练太极拳，还可以调节神经系统功能，疏通气血，条达肝气。因此，太极拳对于各种原因引起的功能性便秘，如习惯性便秘、老年性便秘等，均属一种简便易行的运动疗法。对于长期从事静坐、少动性工作的人，经常练太极拳，还可以预防便秘的发生。

由于太极拳的书籍已经很多，而且太极拳的流传非常广泛，因此具体的练习方法和步骤在这里不做介绍，仅就练习太极拳应当注意的10项原则做以下介绍。

（1）**站立中正**：站立中正，姿势自然，重心放低，以利于肌肉放松，动作稳重而灵活，呼吸自然，可以使血液循环通畅。

（2）**神舒心定**：要始终保持精神安宁，排除杂念，心情平静，全神贯注，肌肉要放松。

（3）**用意忌力**：用意念引导动作，"意到身随"，动作不僵不拘。

（4）**气沉丹田**：脊背要伸展，胸略内含而不挺直，且做到含胸拔背，吸气时横膈要下降，使气沉于丹田。

（5）**运行和缓**：动作和缓，但不消极随便，这样能够使呼吸深长，心跳缓慢而有力。

（6）**举动轻灵**："迈步如猫行，运动如抽丝"，轻灵的动作要在心神安定、用意不用力时才能够做到。

（7）**内外相合**：外动于形，内动于气，神为主帅，身为躯使，内外相合，则能够达到意到、形到、气到的效果，意识活动与躯体动作要紧密结合，在"神舒心定"的基础上，尽可能使意识、躯体动作与呼吸相融合。

（8）**上下相随**：太极拳要求根在于脚，发于腿，主宰于腰，形于手指。只有手、足、腰协调一致，浑然一体，才能上下相随，流畅自然。要全神贯注，动作协调，以腰为轴心，做到身法不乱，进退适宜，正所谓"一动无有不动，一静无有不静"。

（9）**连绵不断**：动作要连贯，无停顿割裂，并要自始至终，一气呵成，使机体的各种生理变化得以步步深入。

（10）**呼吸自然**：太极拳要求意、气、形的统一与协调，呼吸是非常重要的，呼吸深长则动作轻柔。一般来说，初学时要保持自然呼吸，以后逐步有意识而又不勉强地使呼吸与动作协调配合，达到深、长、匀、静的要求。

15. 五禽戏

五禽戏是一种模仿动物的形态、神态和动作而创立的健身操。五禽戏之五戏的练习方法各有特点，各有侧重，但五戏又是一个整体。如果能够坚持练习，可以起到养精神、益脏腑、调气血、助消化、通经络、利关节等作用，对于高血压、神经衰弱、冠心病、颈肩腰腿痛、失眠、便秘等多种慢性病症均有较好的康复效果。习惯性便秘与老年性便秘患者坚持练习，对增强胃肠蠕动，改善消化系统功能，促进排便，纠正便秘，大有帮助。

五禽戏的历史渊源可追溯到三国时期的名医华佗，以后繁衍的流派甚多，虽内容千差万别，但其基本要领均为内外结合、动静相兼、刚柔相济、意气合一四个方面。内外结合，即内练精气，外练筋骨；动静相兼，指的是既要重视精神的宁静，又要注意肢体的运动；刚柔相济，即练刚劲时刚中有柔，练柔劲时柔中有刚；意气合一，是指在注意呼吸锻炼的同时，又不放松意念活动的锻炼，以意领气。练习时，要做到全身放松，呼吸均匀和缓，排除杂念，精神专注，动作自然，以达到最佳的锻炼效果。下面以简便易行的简化五禽戏为例，将五禽戏的练习方法介绍如下。

（1）第一节：熊戏。

1）预备姿势：两脚平行站立，距离与肩同宽，然后两臂自然下垂于身体两侧，做 3～5 次深呼吸。

2）动作：屈右膝，右肩向前下晃动，手臂随之下沉，左肩则稍向后外舒展，右臂稍向上抬。然后屈左膝，以上动作相反方向做 1 次。如此反复晃动，次数不拘。熊外表笨拙，而内在沉稳中富有轻灵，练习时，要像熊一样浑厚沉稳，表现出撼运、抗靠、步行时的神态。熊戏上虚下实，要克服头重脚轻之感。其具有健脾胃、助消化、利关节的功效。

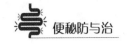

（2）第二节：虎戏。

1）预备姿势：两脚平行站立，距离与肩同宽，两臂自然下垂于身体两侧，两眼平视前方，口微闭，舌尖轻抵上腭，全身放松，并稍停片刻。

2）动作：先做左式，两腿向下慢慢弯曲呈半蹲姿势，然后体重移于右腿，左脚靠右踝关节处，脚跟稍离地抬起，脚掌虚点地，两手握拳提至腰部两侧，两拳心均向上，眼看左前方。左脚向左前方斜进一步，右脚随之跟进半步，两脚跟前后相对，距离35 cm左右，将重心落在右脚，成左虚步。两拳顺着胸部向上伸，拳心向里，伸到口前，然后向里翻转变掌向前按出，高与胸齐，掌心向前，两掌虎口相对，眼看左手指尖。再做右式，左脚向前移半步，右脚随之跟到左踝关节处，以下动作完全同左式，唯方向相反。如此左右虎扑，次数不限。练习时，要表现出虎的威猛神态，如目光炯炯、摇头摆尾、扑按搏动，而且要刚中有柔、柔中有刚，不可用僵劲，动作要协调敏捷、沉着勇猛。虎戏动作刚猛，有助于增强体力。

（3）第三节：猿戏。

1）预备姿势：两脚平行站立，距离与肩同宽，两臂自然下垂于身体两侧，两眼平视前方，口微闭，舌尖轻抵上腭，全身放松，并稍停片刻。

2）动作：先做甲式，即两腿慢慢向下弯曲，左脚向前轻灵迈出并呈虚步，左手沿胸前提至与口平齐，向前如取物状探出，将达终点时变掌为爪手，手腕随之自然下垂。然后，右脚向前轻灵迈出一步，左脚随之稍跟进，左脚跟抬起而脚掌虚点地，右手沿胸前提至与口平齐，向前如取物状探出，将达终点时变掌为爪手，手腕随之下垂，左手收回至左肋下。然后左脚往后稍踏实，身体后坐，右脚随之稍退，脚尖点地呈虚步，左手沿胸前提至与口平齐，向前如取物状探出，将达终点时变掌为爪手，手腕随之下垂，右手亦收回至右肋下。再做乙式，方法同甲式，但是方向相反。两式交替练习，次数不限。猿戏有助于锻炼肢体的灵活性，具有滑利关节、流畅气血的作用。练习时，要效仿猿敏捷的特点，表现出纵山跳涧、攀枝登树、摘桃献果之技。

（4）第四节：鹿戏。

1）预备姿势：两脚平行站立，距离与肩同宽，两臂自然下垂于身体两侧，两眼平视前方，口微闭，舌尖轻抵上腭，全身放松，并稍停片刻。

2）动作：起势，右腿屈曲，上体后坐，左脚前伸，同时右膝稍弯，左脚虚踏，成左虚步，左手前伸，肘微屈，然后右手置于左肘内侧，两掌心前后遥遥相对。接上式，两臂在身前同时逆时针旋转，左手绕环较右手大些，其关键主要是两臂绕环而不是以肩关节为主活动，应当在腰胯带动下完成，手臂绕大环，尾闾（即尾骶，位于脊椎骨的最下段，上连骶骨，下端游离）绕小环。如此运转若干次后，右脚前迈，上体坐于左腿上，右手前伸，左手护右肘，然后顺时针方向绕环若干次。如上所述，左右互换练习，次数不限。鹿戏能够强腰肾，活腰胯，舒筋骨，锻炼腿力。练习时，要像鹿一样心静体松，姿势舒展，将其探身、仰脖、奔跑、回首的神态表现出来。

（5）第五节：鹤戏。

1）预备姿势：两脚相并站立，距离与肩同宽，两臂自然下垂于身体两侧，眼向前平视，全身放松，并站立片刻。

2）动作：先做亮翅式，即左脚向前迈进一步，右脚跟进半步，脚尖虚点地，两臂自身前抬起，向左右倒方举，并随之深吸气。再做落鹤式，右脚前进与左脚相并，两臂自侧方下落，然后屈膝下蹲，两臂在膝下相抱，同时深呼气。再按相反的方向做亮翅、落鹤式动作。如此交替练习，次数不限。鹤戏有助于增强心肺功能，强健腰肾，调理气血，疏通经络，练习时，应当效仿其昂然挺拔，表现其亮翅、轻翔、独立的神态。

16.祛病延年二十式

祛病延年二十式是吸收五禽戏、八段锦及易筋经等传统运动疗法的优点，将吐纳与导引、局部与整体、运动与自我按摩、运动与静止、体内与体外、体力锻炼与心理训练相结合的一种运动健身方法。每天坚持练习祛病延年二十式，对高血压、冠心病、便秘、失眠、颈肩腰腿痛等多种慢性病有较好的预防作用。便秘患者可以在医生的指导下进行练习。

（1）山海朝真

1）预备姿势：两脚分开，与肩同宽，并自然站立，左手放在右手上，然后双手叠放于小腹部，手心向内。

2）动作：深呼吸，先缓缓吸气，再慢慢呼气。呼吸要自然且深长，逐渐过渡到腹式呼吸。全身放松，头端正，眼睛自然闭上，舌尖轻抵上腭，排除

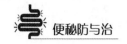

杂念，集中思想。

（2）幼鸟受食

1）预备姿势：两脚分开，与肩同宽，两臂自然下垂于身体两侧。

2）动作：屈肘上提，两手掌与小臂相平，提至胸前与肩平，掌心向下。然后手掌用力下按至两臂接近伸直为度。动作要慢，呼吸均匀自然，屈肘时吸气，下按时呼气，上提时肩部用力，下按时手掌用力，肩部要尽量放松。

（3）大鹏压嗉

1）预备姿势：两脚开立，左手放在右手上，掌心向里，放在胸前。

2）动作：两手相叠，自左向右轻按胸部及上腹部，上下左右回旋。然后两手相叠，自右向左轻按胸部及上腹部，上下左右回旋。再以脐部为中心在下腹部做同样的按摩动作。每一次呼吸两手轻轻按转回旋1周。头微抬，眼睛向上看。

（4）左右开弓

1）预备姿势：两脚开立，两掌放在眼前，掌心向外，手指稍屈，肘斜向前。

2）动作：两掌同时向左右分开，手掌渐握成虚拳，同时两前臂逐渐与地面垂直，胸部尽量向外挺。然后两臂仍屈肘，两拳放开成掌，还原时要含胸拔背，拉开时两臂要平行伸开，不宜下垂，肩部及掌指稍用力，动作应慢，要逐渐向后拉，使胸挺出，肩胛骨夹紧，分开时吸气，还原时呼气。

（5）霸王举鼎

1）预备姿势：两脚开立，与肩同宽，两臂屈肘，双手虚握拳，平放肩前，高与肩平。

2）动作：两拳渐松，掌心向上，两臂缓缓上举，眼随两掌上举而向上看。然后两手逐渐下降，下降时掌渐握成虚拳，手指稍用力，还原成预备姿势。上举时吸气，下降时呼气。

（6）摘星换斗

1）预备姿势：两脚开立，两臂自然下垂于身体两侧。

2）动作：左臂屈肘，掌心向内沿体前向上提起，提过头顶后掌心向上横于顶上。然后上举时如向上攀物状，手臂要尽量伸展，眼随手转，脚跟微提起。右臂同时屈肘，自背后上提，掌心向后，手背贴于后腰部。左手自头顶向侧方弧形下落，再屈肘，掌心向后置于背后，上提，手背贴于后腰部。同时右手自背后下垂，然后屈肘经体前向上提起，掌心向内，提过头顶后掌心向上，横于头顶上。上举时吸气，下垂时呼气。

（7）哪吒探海

1）预备姿势：两脚开立，双手叉腰。

2）动作：头颈前伸，并侧转向左前下方，眼看前下方约 2 m 处，似窥探状。然后还原，换右侧。转动时吸气，还原时呼气。

（8）犀牛望月

1）预备姿势：两脚开立，双手叉腰。

2）做法：头颈尽力向左后上方转，眼看左后上方似望月状。然后还原，再向右侧。转动时吸气，还原时呼气。

（9）风摆荷叶

1）预备姿势：两脚开立，比肩稍宽，两手手掌互相摩擦，手指随后叉腰，拇指在前。

2）动作：两手沿腰部、骶部、臀部用力按摩。然后腰部自左向后、向右、向前做回旋动作，两侧交替。回旋的圈子要逐渐增大。

（10）仙人推碑

1）预备姿势：两脚开立，比肩稍宽，两臂自然下垂于身体两侧。

2）动作：左手提拳抱于腰间，身体向左转，右手掌立起向正前方推出，头向左后转，眼看左后方，然后两侧交替做。手掌推出时吸气，手掌收回时呼气。

（11）掌插华山

1）预备姿势：两脚开立，比肩稍宽，两臂自然下垂于体侧。

2）动作：身体左转，成左弓步，右脚跟着地，左手向前方伸出，掌心向下划半弧后抱于腰间，右手向正左方伸出，如刀插物状，眼看右手掌，然后两侧交替做。

（12）白马分鬃

1）预备姿势：两脚开立，两手交叉于腹前。

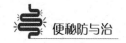

2）动作：上体前屈，眼视两手，然后上体抬起，两手举至头顶上交叉，上举时如向上攀物状，尽量使筋骨伸展。然后两臂向两侧分开，恢复成预备时的姿势。练习时，眼睛一次看左手，一次看右手，上举时吸气，下垂时呼气。

（13）凤凰顺翅

1）预备姿势：两脚开立，比肩稍宽，两臂自然下垂于身体两侧。

2）动作：上体前屈，两膝微屈，左手向左上方撩起，头也随向左上转，眼看左手，右手虚按左膝，然后两侧交替做，头部左右转动时吸气，转回正面时呼气。

（14）巧匠拉钻

1）预备姿势：两脚开立，两手抱于腰间。

2）动作：身体向右转，以前脚辗转地面，屈膝下蹲，左膝抵住右小腿，右拳抱于腰间，然后左拳自左腰际向正右方伸出，手臂与肩平，两侧交替做。

（15）青龙腾转

1）预备姿势：两脚开立，比肩稍宽，两臂自然下垂于体侧。

2）动作：左拳抱于腰间，右手立掌向左方推出，左脚尖向左转，上体也向左转。然后左拳变掌，向左伸出，右手由立掌变为掌心向下，使两臂沿上、右、前下方向绕环至左侧，左手仍收回抱于腰间，右手仍立掌。右手收回抱于腰间，左手改立掌向右推出，右脚尖向右转，上体右转，然后动作同，唯方向相反。

（16）罗汉伏虎

1）预备姿势：两脚横跨一大步，两手叉腰。

2）动作：左腿屈膝下弯，右腿伸直。然后还原，两侧交替做。屈膝时吸气，还原时呼气。

（17）白鹤转膝

1）预备姿势：立正，两膝微屈，身体略前倾，两手先按摩膝部，随后按于膝上，然后两眼注视前下方。

2）动作：两膝自左向前、右、后做回旋动作数次后，然后改为相反方向的回旋动作，每呼吸一次，膝部回旋一周。

（18）行者下坐

1）预备姿势：两脚开立，与肩同宽，双手抱于腰间。

2）动作：两腿下蹲，使臀部触脚跟，臂前平举，然后恢复预备时的姿势。下蹲时吸气，起立时呼气。

（19）四面摆莲

1）预备姿势：两脚并立，两手叉腰，拇指在后。

2）动作：先将左腿大腿提起，小腿垂直，然后将左脚向前踢出，脚尖伸直，脚面绷紧。将左脚落地，右腿提起如左脚动作踢出。将右脚落地，左脚后踢，脚跟触及臀部为度。将左脚落地，右脚后踢。右脚落地，左脚向里似踢毽子状横踢。将左脚落地，右脚向里横踢。右脚落地，左腿抬起，左脚向外似踢毽子状横踢。将左腿落地，右脚抬起，右脚向外横踢。踢起时吸气，落下时呼气。

（20）仙踪徘徊

1）预备姿势：立正，两手叉腰。

2）动作：左脚向前迈一步，脚跟先落地。右脚跟进，重心移向右脚，左脚脚跟提起。将右脚后退一步，脚尖先落地，重心移向右脚跟，左脚脚尖提起，脚跟着地。然后左脚脚尖落地，右脚前进一步，左脚再前进一步，脚尖落地。将左脚后退一步，脚尖先落地，重心移向左脚，右脚尖提起。每上一步或退一步时呼吸一次。

五、运动疗法注意事项

适当的运动疗法对于便秘患者具有较好的辅助治疗作用，特别适宜排便动力缺乏的功能性便秘患者选用。为保证运动疗法的安全有效，便秘患者在进行运动锻炼时，应注意以下几点。

1. 选择适宜的运动方法

运动疗法的种类与项目很多，便秘患者应当根据自己的年龄、体质、环境及病情等，选用适当的运动方法。同时要了解所选运动方法的注意事项及禁忌证，严防有禁忌证的患者进行运动锻炼。

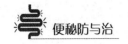

2. 量力而行

运动量太小，达不到预期的目的，而运动量太大，易引起身体不适，发生不良反应，所以便秘患者应当根据自己的情况，选择适度的运动量进行锻炼。应当掌握循序渐进的原则，随着运动能力的增强逐渐增加运动量。在锻炼时，注意将动作做到位，如胳膊平伸、上举时要伸直，弯曲时也要弯曲到规定的角度，以不疲劳、练后轻松舒适、稍微出汗为宜。

3. 持之以恒

运动疗法贵在坚持，决不可半途而废，应当每天进行，长期坚持并达到一定的强度，这样才能有良好的锻炼效果。

4. 配合应用

运动疗法显效较慢，作用较弱，具有一定的局限性，较适宜排便动力缺乏的功能性便秘患者选用，同时应当注意与其他治疗方法（如药物治疗、针灸治疗等）配合应用，以提高临床疗效。每天坚持运动锻炼的同时，还要养成定时排便的习惯。

第八节　生物反馈疗法

生物反馈疗法（biofeedback therapy）是一种生物行为疗法，它是通过电子工程技术把一些不能或不易被人体感知的生理和病理活动转化为声音、图像等可被或易被感知的信息，利用生物反馈机制，让患者根据其观察到的自身生理活动信息来调整生理活动，以达到治疗疾病的目的。它包括肛门直肠测压反馈技术和肛肠肌电图反馈技术等。自从 1974 年 Bleijenberg 首先将生物反馈疗法用于临床，此后生物反馈疗法治疗慢性便秘逐渐受到关注。随着反馈技术和设备的不断发展与完善，该方法以其无创性和疗效显著的特点，成为目前治疗功能性排便障碍的一线疗法。从近年来影响较高的临床研究资料发现，生物反馈疗法对慢性便秘的疗效差异较大（8%～93%），生物反馈疗法的疗效究竟如何？哪些因素可能影响疗效的判断？本节将对此进行详述，旨在发现影响疗效的因素，为临床有效利用生物反馈技术治疗慢性便秘提供参考。

一、便秘的生物反馈疗法

生物反馈疗法可以使用任何一种能记录直肠肛管压力或肛门外括约肌及耻骨直肠肌肌电图的设备，利用测压反馈、肌电图反馈，或二者组合，为有效的生物反馈治疗提供生理活动的信息。

1. 仪器

采用肛肠测压仪和肛肠肌电图仪。

2. 治疗方法

由于肛门直肠内的压力变化和盆底肌肉的放电活动易于检测，生物反馈设备可分为肛肠测压法及肛肠肌电图法两种。

（1）肛肠测压法：实验仪器采用 Polygraf 测压仪、Synectics Ⅱ 型生物放大器、小气囊肛门直肠测压导管、标准灌注式导管等。使用 Medtronic Synectics 公司的 SRS Orin PC-12 和 U-Control TMEMG Home Trainer 生物反馈训练系统为患者进行治疗。治疗前向患者解释正常的排便机制，并说明治疗的方法、过程、目的，指导患者观察屏幕上直肠和肛门外括约肌的活动情况，学会识别自己正常和异常的电信号，教会患者进行正确的排便，并通过不断的训练达到在无屏幕显示的帮助下能正常排便。对所有患者每次治疗 30 min，每周 1 ～ 2 次，每个疗程至少 8 次，会使患者病情明显好转，并学会正确的排便动作。结束门诊治疗后，在家中继续同样的训练。

（2）肛肠肌电图法：治疗时患者取左侧卧位，将"患者地线"捆在患者右侧大腿上 1/3 处，将肛塞电极表面涂润滑油后缓慢插入肛门，连接生物反馈主机，屏幕显示出正确肌电活动轨迹范围，以及患者自身肌电活动轨迹，让患者观察屏幕，同时在医师指导下收缩和放松肛门肌肉，使自身肌电活动处于屏幕显示的正确肌电活动轨迹范围内。要求患者排便时放松肛门肌肉，同时教患者将腹部鼓起，进而根据屏幕显示的活动轨迹调整和训练排便动作和过程。

3. 两种方法的比较

根据目前文献报道，测压法介导的生物反馈治疗疗效优于肌电图介导的

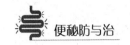

生物反馈治疗疗效。然而，迄今为止，准确地评价两种方法的疗效依然较困难，首先，生物反馈治疗的介导设备尚未统一，以何种方法进行训练取决于不同中心的条件和经验。其次，评价生物反馈的疗效标准不统一。

4. 疗程

生物反馈治疗的疗程尚无统一标准。基本原则是锻炼患者盆底肌的收缩和放松功能，以达到增加肌肉的收缩力和改善盆底肌收缩协调性的目的。

二、生物反馈疗法的适应证

生物反馈治疗主要用于功能性排便障碍中的不协调性排便和大便失禁，也用于治疗其他类型的功能性便秘。

1. 功能性排便障碍

在慢性便秘患者中，25% ~ 50% 的患者存在盆底肌功能失调，表现为不协调性排便。已有大量临床文献报道，生物反馈疗法治疗盆底肌不协调性便秘的疗效优于药物和手术治疗，应为不协调性排便的首选。

2. 慢传输型便秘

生物反馈治疗慢传输型便秘的疗效机制可能是慢传输型便秘患者合并盆底肌功能失调，引起不协调性排便；其次是结肠与直肠邻近。虽然机制不清，但有文献报道生物反馈治疗能改善患者的症状，可用于慢传输型便秘的手术前治疗。

3. 孤立性直肠溃疡综合征

生物反馈治疗孤立性直肠溃疡综合征可能是通过以下机制：①通过大脑调控机制，改善肠黏膜的微循环和转运功能；②改善直肠的运动功能。

4. 大便失禁

已有大量文献报道生物反馈可治疗儿童或老年人大便失禁，以及由便秘引起的大便失禁。其主要疗效机制是加强括约肌的自主功能，改善直肠感觉意识，加强肛管收缩压，改善括约肌的协调功能。

5. 慢性盆底疼痛综合征

慢性盆底疼痛综合征的病因约有 10% 是前列腺炎引起，主要原因是盆底肌痉挛所致的盆底肌紧张性疼痛。因此，人们将生物反馈治疗方法用于治疗慢性盆底疼痛综合征，解除或减轻盆底肌的紧张性疼痛。

6.其他

部分文献报道生物反馈治疗方法还可用于治疗直肠感觉缺陷、直肠肛门抑制反射消失、肛门痉挛。

三、疗效判断指标

在大部分生物反馈治疗便秘的研究中，疗效评价指标包括主观指标，如排便次数、完全自主排便次数、排便费力程度、泻剂使用量；客观指标，如肛门静息压、肛管最大缩榨压、直肠感觉功能、不协调性收缩纠正率、球囊排出时间、全胃肠通过时间等。有学者提出，应尽量采用客观指标（如不协调性收缩纠正率）作为疗效评价指标，以更好地反映肛门直肠功能的改善。且有研究发现，肛门直肠功能的改善与患者自觉症状的改善或满意度并不相关，有些肛门直肠功能有明显改善的患者可能报告主观症状无改善、总体满意度无增加，甚至可能表现为症状加重。我们认为，尽量使用量化的症状指标，并结合肛门直肠动力学指标可更客观地评价生物反馈治疗的疗效。总之，生物反馈治疗慢性便秘，特别是治疗功能性排便障碍的疗效是肯定的，很多因素可能影响对生物反馈治疗效果的评价。

第九节 便秘的中医辨证分型治疗

便秘的治疗目的：①恢复正常的排便频率和正常粪便的稠度；②解除便秘引起的不适；③维持适当的排便规律而无须人为的帮助。

肠胃积热、气机郁滞、阴寒积滞属实秘；气虚、血虚、阴虚、阳虚属虚秘。

（1）肠胃积热证

证候：大便干结，腹胀腹痛，面红身热，口干口臭，心烦不安，小便赤，舌红，苔黄腻，脉滑数。

治法：泻热导滞，润肠通便。

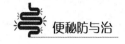

方药：麻子仁丸加减。津液已伤者加生地黄、玄参、麦冬；燥热不甚或药后通而不爽者用青麟丸。

（2）气机郁滞证

证候：大便干结或不甚干结，欲便不得出，或便出不畅，肠鸣矢气，腹胀痛，肠满闷，嗳气频作，饮食减少，苔腻，脉弦。

治法：顺气导滞。

方药：六磨汤加减。气郁化火者加黄芩、栀子、龙胆草；气逆呕吐者加半夏、旋覆花、代赭石；七情郁结，忧郁寡言者加白芍、柴胡、合欢皮；跌扑损伤，腹部术后便秘不通者加桃仁、红花、赤芍。

（3）阴寒积滞证

证候：大便艰涩，腹痛拘急，胀满拒按，胁下偏痛，手足不温，呃逆呕吐，苔白腻，脉弦紧。

治法：温里散寒，通便导滞。

方药：大黄附子汤加减。若腹胀满，可加厚朴、木香以行气导滞；体虚较甚者，加党参、当归以益气养血；腹痛喜温者，加肉桂温里祛寒止痛。

（4）气虚证

证候：粪质并不干硬，也有便意，但临厕排便困难，需努挣方出，挣得汗出短气，便后乏力，体质虚弱，面色㿠白，肢倦懒言，舌淡苔白，脉弱。

治法：补气润肠，健脾升阳。

方药：黄芪汤加减。气虚甚者选用红参；脱肛者用补中益气汤；肺气不足者用生脉散；日久肾气不足者用大补元煎。

（5）血虚证

证候：大便干结，排出困难，面色无华，心悸气短，健忘，口唇色淡，舌淡苔白，脉细。

治法：养血润肠。

方药：润肠丸加减。兼气虚者加白术、党参、黄芪；血虚已复，大便仍干燥者用五仁丸。

（6）阴虚证

证候：大便干燥，如羊屎状，形体消瘦，头晕耳鸣，心烦失眠，潮热盗汗，腰酸腿软，舌红少苔，脉细数。

治法：滋阴润肠通便。

方药：增液汤酌加芍药、玉竹、石斛、火麻仁、柏子仁、瓜蒌仁。口干口渴者用益胃汤；腰酸腿软者用六味地黄丸。

（7）阳虚证

证候：大便或干或不干，皆排出困难，小便清长，面色㿠白，四肢不温，腹中冷痛，得热痛减，腰膝冷痛，舌淡苔白，脉沉迟。

治法：温阳润肠。

方药：济川煎加减。老人虚冷便秘用半硫丸；脾阳不足，中焦虚寒者用理中汤加当归、芍药；肾阳不足者用金匮肾气丸或右归丸。

便秘尚有外导法，如《伤寒论》中的蜜导法，对于大便干结坚硬者，皆可配合使用。

第十节　西药治疗

便秘是多种疾病病理过程引起的症状。治疗便秘的目标是消除病因、改善症状、恢复正常肠动力和排便的生理功能，因此是一个个体化的综合治疗过程。对有明确病因的便秘，应进行病因学治疗，如甲状腺功能低下者予调整内分泌治疗，结肠肿瘤、肠息肉患者予手术治疗。对确诊的慢性便秘要保持合理的饮食结构、良好的排便习惯和精神心理状态，并给予药物治疗。此外还有精神心理治疗、生物反馈治疗等。现将便秘的西药治疗具体分述如下。

1. 容积性泻剂

容积性泻剂主要为含纤维素和欧车前的各种制剂、麦麸皮、玉米麸皮、魔芋粉、琼脂、甲基纤维素、车前子制剂等。容积性泻剂抵达结肠后被肠道内细菌酵解，增加肠内渗透压和阻止肠内水分被吸收，增强导泻的作用。果胶、车前草、燕麦麸等可溶性纤维素有助于保持粪便水分；植物纤维、木质素等不溶性纤维素可增加大便量。常用制剂有，①小麦纤维：从麦粒外壳中提取的无味粉剂（含80%纤维），最接近正常膳食纤维。可与膳食混合食用，1次1袋（3.5 g/袋），3次/d，口服，可使整个纤维素摄入量增加1倍。②卵

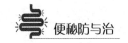
叶车前子：系由一种亚洲植物种子外壳制成，具有极强的水结合能力，摄食后可在结肠内发酵而增加细菌细胞体积。商品名为 Metamucil，使用 3 ~ 4 g 可达到与甲基纤维素增加大便容积一样的功效，一般剂量为 1 ~ 4 g/d。口服时可能引起变态反应，如面部水肿、荨麻疹、咽喉收紧感及咳嗽等。③甲基纤维素：片剂（500 mg / 片），1.5 ~ 5 g/d，口服，最大剂量 3 g，2 次 /d；液体剂型，20 mL/d。纤维素制剂的优点在于其经济、安全、无全身作用、可长期使用。服后 1 天至数天即起作用，用于低纤维膳食引起的轻症便秘、妊娠期便秘及撤退刺激性泻剂时引起的便秘。服用时注意多饮水；肠道狭窄者应慎用。摄入过多纤维素制剂会发生胃肠胀气，结肠乏力者应慎用。以含卵叶车前子的泡腾粉剂最为可口、方便。

2. 盐类泻剂

盐类泻剂为不易被肠道吸收而又易溶于水的盐类离子，如硫酸镁、硫酸钠等，服用后在肠道内形成高渗盐溶液，刺激肠管蠕动而增强排便。这类药物可引起严重的不良反应，临床上应慎用。摄用过量镁盐，可致高镁血症，肾功能受损及儿童患者应慎用。硫酸镁可引起宫缩，故孕妇应避免使用。

常用制剂有：①硫酸镁：通便作用强，但可能引起水样恶臭大便，并可引起腹胀，临床不常用。剂量为 5 ~ 10 g（固体），以足量温水溶解后饮服。②氢氧化镁：是一种有效而安全的缓泻药，可能与前列腺素 E_2 的作用有关，用于轻症便秘，常规服用 1.2 ~ 3.6 g/d。③氧化镁：适用于胃酸多并有便秘的患者，1 ~ 3 g/ 次，2 次 /d。

3. 刺激性泻剂

刺激性泻剂本身或其体内代谢物能够刺激肠壁，使肠蠕动增强，促进排便。包括含蒽醌类的植物性泻药（如大黄、弗朗鼠李皮、番泻叶、芦荟等）、酚酞（果导）、比沙可啶、蓖麻油等。

（1）活性蒽化合物：对结肠具有促进蠕动及增加分泌的双重作用。动物研究证明其发挥动力作用先于分泌作用，且是产生通便作用的主要因素，节段性结肠肌性活动降低，而推进性波增强。

大黄制剂：主要用于慢性便秘。因大黄含有收敛性的鞣质，常会引起后续排便障碍，因此，我国第一批非处方药将大黄复方制剂列入"受限"范围。

弗朗鼠李皮：其作用特性近似大黄。300 ~ 600 mg/ 次，1 次 /d。

番泻叶：成分中不含鞣酸，轻泻作用近似大黄和其他含有蒽醌类的植物性泻药。由于其仅含少量的树脂成分，故对肠道没有刺激作用，患者易耐受。已标准化的番泻叶制剂（按番泻叶苷 B 计算的总苷制剂）有片剂（7.5 mg）、颗粒剂（15 mg）或糖浆（7.5 mg/5 mL）等。糖尿病患者宜用片剂。常用剂量为 15 mg，睡前 1 次服用，也可按需加以调整。

艾者思（车前番泻复合颗粒，agiolax，曾用名：舒立通）：具有膨胀性泻药和刺激性泻药的双重作用，药物作用互补，选择性强，口感好，剂量易调整。每天晚饭后服 1 袋（5 g），必要时早饭前加服 1 次，同时饮一大杯水，常在 24 h 内见效，顽固者每 6 h 服 1 袋，持续 1 ~ 3 d。该药是以植物纤维为基础的膨胀性泻剂，在推荐剂量范围内不会引起腹泻与钾丢失。

芦荟：主要成分是芦荟素，分解时生成阿拉伯胶糖和芦荟泻素。在肠道分解时必须有胆汁存在，因此肝及胆囊病患者不宜服用。芦荟胶囊 1 ~ 2 粒 / 次，1 ~ 2 次 /d。

（2）多酚（二苯甲烷）化合物：酚酞、双醋酚丁等。

果导：为酚酞的复方制剂，酚酞经肠肝循环，但会引起皮疹。近来试验研究显示，果导有致癌性，专家们推测其对人体有致癌性。我国第一批药物遴选将其剔除是非常合理的。

双醋酚丁：在体内分解为醋酸和酚丁，酚丁对肠黏膜的刺激作用比酚酞强数十倍，故其导泻作用较强，长期大量应用对肝脏有损害，故肝病患者慎用。5 ~ 10 mg（10 mg/ 片），睡前服；也可 50 mg 放入 2 L 水中灌肠。

（3）比沙可啶肠溶片（便塞停）：可通过与肠黏膜直接接触刺激其感觉神经末梢引起肠反射性蠕动增强而导致排便。剂量：10 mg（5 mg/ 片）口服，1 次 /d。服药时不得嚼碎或压碎。可引起腹绞痛。

（4）蓖麻油：由大戟科植物蓖麻种榨取并精制而得，内服后在十二指肠经脂肪水解酶水解成甘油和蓖麻油酸，后者刺激肠道感受器促进排便，长期使用可致脂溶性维生素缺失。孕期、月经期、腹痛、恶心呕吐者禁用。

刺激性泻剂不良反应包括：引起腹痛和腹泻；造成脱水和水、电解质紊乱；长期服用会损害肠道功能，造成蛋白质丢失；长期应用刺激性泻剂可能

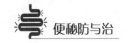

引起结肠上皮细胞凋亡，表现为细胞质皱缩、细胞核及细胞断裂，形成凋亡小体。组织学检查易于见到这些凋亡小体被巨噬细胞吞噬后形成的脂褐质样色素，有时内镜下也可见到，即为黑变病。近端结肠较远端结肠更易见到。在停用这类轻泻剂数月后，含色素的巨噬细胞即移行至淋巴结而渐趋消失。黑变病是一种无害病变，是应用慢性轻泻剂的表现。长期使用刺激性泻剂可出现药物依赖，损害患者的肠神经系统，这种损害很可能是不可逆的，故不主张将其作为治疗慢性便秘常用药物。但可间断使用，帮助清除远段结肠的积粪。临床上常用于肠道检查前的清肠准备。

4. 渗透性泻剂

渗透性泻剂主要有盐类和糖类渗透性泻药。盐类渗透性泻药已如前述。糖类渗透性泻药有乳果糖、聚乙二醇 4000、山梨醇糖浆。

（1）**乳果糖**：人工合成的双糖，在胃和小肠内不被分解和吸收，到达结肠后，通过渗透作用使水和电解质保留在肠腔内，并被肠道正常菌群分解为乳酸和乙酸，进一步提高肠腔内渗透压，产生导泻作用；阻断氨吸收；其酸性代谢产物能刺激肠壁黏膜，增加肠蠕动，促进排便。由于乳果糖在体内分解产气，可有胃肠胀气表现。用量过大可引起恶心、腹泻等。剂量为成人 15 ~ 45 mL/d，2 次 /d；7 ~ 14 岁儿童，15 mL/d；1 ~ 6 岁小儿，5 ~ 10 mL/d；婴儿 5 mL/d。服用后 2 ~ 10 h 内起效，摄入果汁可加速见效。适用于功能性便秘，包括老年人、儿童、婴儿和孕妇各个年龄组，安全性高。对肝性脑病患者更为适宜。

（2）**聚乙二醇 4000**：是一种高渗性导泻剂，其作用机制为物理作用，增加肠内渗透压，使肠内液体量增多，软化粪便，促进肠管推动。摄入较小剂量即可产生有效的导泻作用。其特点为不影响结肠运转时间，不在肠道内降解，不产生有机酸和气体，不改变粪便的酸碱性，不影响肠道的 pH 值，也不改变肠道正常菌群。剂量为 10 g，2 次 /d，服后 24 ~ 48 h 即可起效，并在治疗 1 周后可保持每天大便 1 次。该药不含盐，不增加心血管负担，适用于高血压、心脏病、肾功能不全合并便秘的患者，也可用于糖尿病患者；对老年患者，不会引起肠胀气，对心、肝、肾功能无不良影响。对痔疮术后、肛裂、肛周脓肿、长期卧床患者及产妇排便规律的恢复同样适用。

（3）山梨醇糖浆：是一种无色透明的糖浆状液体，是糖的衍生物，具有纯渗透的作用，通过从周围组织中将水分吸入结肠，以促进肠道蠕动，同时也不易引起结肠胀气、不影响电解质平衡和肠黏膜的完整性、不改变肠道内正常的 pH 值，具有疗效持久、耐受性良好的特点。长期大量地使用，可能会导致一些人腹胀或腹泻，故不应该长时间使用，但山梨醇糖浆还是被认为是一种风险较低的非刺激性泻药。常用剂量为 5 ~ 10 g/ 次，2 ~ 3 次 /d。

5. 润滑性泻剂

润滑性泻剂能润滑肠壁，软化大便，使粪便易于排出，包括甘油、蜂蜜、石蜡油和多库酯钠等。

（1）石蜡油：系一种矿物质油，能软化大便，其乳剂在临床广泛应用。适用于需避免排便用力的患者，如年老体弱，伴有高血压、心力衰竭、动脉瘤，以及痔、疝、肛瘘等的患者。缺点是可能在食管吞咽停顿时误吸，引起类脂性肺炎，肛门渗溢及肛门直肠黏膜破损时引起异物反应。长期使用会导致脂溶性维生素缺乏，影响胡萝卜素、钙、磷的吸收。剂量：成人 15 ~ 30 mL/ 次，睡前服，6 ~ 8 h 生效。

（2）开塞露：含甘油、硫酸镁、丙二醇，润滑并刺激肠壁，软化大便。成人 20 mL/ 次，主要适用于大便硬结患者临时使用，尤其是老年患者。

（3）多库酯钠胶囊（辛丁酸磺酸钠）：是阴离子表面活性剂，该药本身不吸收，与其他药物合用时，可增加后者在胃肠道的吸收，因而可增强药效，但也会增加不良反应，宜短期（1 ~ 2 周）用于排便无力，如肛门直肠疾患或该部位术后的患者。剂量：50 ~ 200 mg，1 次 /d，口服。

6. 促动力药

促动力药通过促进胃肠运动治疗慢传输型便秘，有拟副交感神经药（氨甲酰甲胆碱，新斯的明）、与 5-HT₄ 受体有关的制剂、胃动素受体激动剂（红霉素）、胆囊收缩剂受体阻滞剂（氯谷胺）、动力 / 促分泌剂（米索前列醇）、神经营养因子 -3（NT-3）等。这些药物从不同的环节促进肠动力，用于治疗便秘。

（1）氨甲酰甲胆碱：对三环类抗抑郁药引起的便秘有效。

（2）胆碱酯酶抑制药：如新斯的明，对减小急性假性肠梗阻的肠道压力

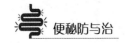
有效，而慢性排便障碍应用尚未有评价。

（3）5-HT₄受体相关的药物：有西沙必利、莫沙必利、普卡必利、替加色罗（tegaserod）和 KW-5092 等，可缩短食物通过胃肠时间。西沙必利可治疗某些慢传输型便秘，但在少数患者中有潜在的心血管不良反应，尤其是老年患者，已经少用。常用剂量为 10 mg，3 次 /d，口服。

（4）其他：米索前列醇能增加排便次数和加速结肠传输，在少数严重的慢性便秘中显示出其治疗效果。NT-3 促进感觉神经元的成熟和调节神经肌肉突触的传递。近来报道，为时 4 周的双盲安慰剂对照试验显示，NT-3 注射 9 mg，每周 3 次能显著增加排便次数，改善大便性状及减轻用力排便症状，加速结肠传输。

7. 微生态制剂

微生态制剂（丽珠肠乐、金双歧、整肠生、培菲康、米雅等）含双歧杆菌、乳酸杆菌、肠球菌等肠道正常有益菌群，是一种良好的肠道微生态调节剂，直接补充正常生理性菌群，改善肠道微生态环境。注意应避免与抗生素同时使用。

参考书籍

[1] 王海泉，刘华琳，李慧霞. 自我治疗便秘 [M]. 北京：中国中医药出版社，2012.

[2] 杨静娴，陶小军. 便秘自我防治 [M]. 北京：化学工业出版社，2016.

[3] 陈红风. 中医外科学 [M]. 2 版. 上海：上海科学技术出版社，2021.

[4] 赵宝明，张书信，芮洪顺. 实用肛门直肠病治疗学 [M]. 北京：人民军医出版社，2009.

[5] 郝东鹏. 现代肛肠疾病诊治及微创应用 [M]. 长春：吉林科学技术出版社，2016.

[6] 朱庆文. 常见病中医穴位埋线疗法 [M]. 北京：化学工业出版社，2018.

[7] 方秀才，刘宝华. 慢性便秘 [M]. 北京：人民卫生出版社，2015.

第五章

未病先防，便秘预防知识牢记心

　　既然便秘会带来这么多的不良后果，那么怎样才能知道自己是不是有便秘或者便秘的严重程度呢？作为一个现代人，不论你平时工作学习有多忙，都应该时刻留意自己大便的排出是否有规律，平时的排便习惯最近是否有所改变，大便的颜色和外观有什么异常变化等。因为，大便的颜色和外观可以间接地反映你的胃肠道情况，比如大便带血或黑便提示有消化道出血，大便中有不消化的食物残渣提示你可能有消化不良，大便变细或者表面有沟槽等变化提示肠腔内可能有肿瘤生长。偶尔发生的一次或两次便秘可以不去看医生，也不必紧张，多吃一点富含纤维素的蔬菜、水果，改善一下饮食结构，或者自己吃一点温和的泻剂就可以解决问题了，但是如果症状严重就应该及时去医院就诊了。下面是一些关于便秘预防的知识，希望可以帮助广大便秘患者减轻痛苦。

第一节　建立良好的排便习惯

　　直肠是大肠的延续部分，长 10 ~ 15 cm，下端与肛管（通常称为肛门）相接，直肠壁内存有压力感受器，能感受刺激并传递信号。多数情况下，直肠处于排空状态，以便随时接纳来自结肠的粪便与气体。当结肠集团性蠕动产生大的节律性推进性蠕动，将存在于降结肠、乙状结肠内的粪便排至直肠

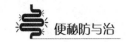

壶腹部时，原来处于空虚闭合状态的直肠因粪便进入容量增大，导致直肠壶腹部腔内压增高。当压力上升到 1.37 kPa（140 mmHg 水柱），刺激了直肠壁内的压力感受器，压力感受器马上产生神经冲动进行通风报信，带着来自直肠的信息，沿盆腔神经和腹下神经报告脊髓腰骶段的初级排便中枢，同时报告大脑皮质。当大脑皮质获知信息，就发出了排泄大便的指令，便意即产生了。然而，看上去很简单的排便，实际上却很复杂，既关系到饮食、饮水问题，又关系到肠道、肌肉、神经等各种器官的协同作用。

我们进食之后，食物中的营养被吸收后，余下的便是糟粕，糟粕以粪便的形式排出体外，让大家感觉到"进出口"平衡带来的快感。正常摄食情况下，食物通过口腔、食管、胃、十二指肠、空肠、回肠，到回盲结肠部时，食物已经经过了充分的消化、吸收，剩下的只是食物残渣了，通常这一过程大约需要 24 h。通过回盲部，食物残渣就进入大肠了，大肠实际上包括盲肠、升结肠、横结肠、降结肠、乙状结肠，盲肠像一条走不通的岔道，盲肠与结肠的交界处好似一道不开启的边门，食物残渣是进不去的，所以食物残渣进入大肠，实际上，就是进入结肠。结肠具有吸收、运输和储存的功能。通过结肠的正常传输，积存于乙状结肠部的粪便进入直肠，这时会引起一系列的排便反射，结肠、直肠、肛门、周围神经及肌肉共同参与活动，彼此协助努力将粪便排出体外。粪便一般积存在降结肠至乙状结肠内，不进入直肠中。

便意是粪便由结肠排入直肠壶腹部刺激压力感受器而产生的一种本能感觉，即排便的感觉或排便的需求，提醒人们赶紧找厕所，只要环境允许，人们可即刻完成排便行为。但是，有时环境不允许（如正在高速公路上行驶、正在上课、附近没有厕所），人们会通过抑制排便感觉（便意）取消解便。如果经常重复上述过程，就会引起直肠反应降低，久而久之便可导致便秘。当然，如果因为疾病造成便意缺乏而出现便秘则是不可避免的。因此，当一阵阵便意袭来的时候，我们如果能跟着这种感觉走，赶紧上洗手间，排便的事通常可以完成得很痛快。但是便意却是稍纵即逝的。便意是人体及其他动物的一种本能感觉，我们可以不在乎胃肠道昼夜不停地劳作，却不要怠慢便意。

排便是有反射过程的。通常情况下，直肠处于排空状态，里面没有粪便。当结肠的蠕动将粪便推入直肠时，直肠因充盈而受到牵拉，刺激了直肠壁内的感受器，神经冲动沿盆腔神经和腹下神经传至脊髓腰骶段的初级排便中枢（骶2～骶4），脊髓神经反射弧沿内脏传入神经纤维（骶副交感神经）经过后根至脊髓圆锥孔内，在此通过脊髓视丘前束和侧束向上达到大脑皮质，产生便意。这时，大脑皮质、丘脑排便反射高级中枢再通过脊髓传出神经纤维及盆腔神经传出排便信号，引起降结肠、乙状结肠和直肠收缩，肛门内括约肌、外括约肌舒张，腹肌、膈肌、肛提肌收缩，腹内压增高。同时，人们还可以通过闭口、鼻屏气增加腹压及肠腔内压，以帮助大便排出体外。由此可见，排便真是一件不简单的事啊。有时候环境条件不容许排便，觉得便意来得不是时候，这时候则由腹下神经和阴部神经发出冲动，随意收缩肛门内括约肌、外括约肌，有意识地制止排便。这样持续几分钟后，粪便就会返回乙状结肠或降结肠，排便反射自行消失，一直要到下一次结肠的集团推进运动再次出现，重新启动排便反射。

每个人生活习惯的养成，受教育、环境、个性等因素影响。在日常生活中，安排合理的作息时间、定时起居、定时饮食、定时排便、饮食不挑剔、适当运动等是人们健康的保证。由于工作繁忙，许多人对定时排便不屑一顾，久而久之，生物节律受到干扰，排便就变得不轻松了，食物在消化过程中产生的有害代谢产物就留在肠道，影响健康，甚至会引发其他疾病，或加重原有疾病的病情。生活无规律、忽视便意、缺少运动是引起便秘的常见原因之一。

如果经常拖延排便时间，破坏良好的排便习惯，就可使排便反射减弱，引起习惯性便秘。因此，便秘患者要改变不良的排便习惯，重建正常的排便反射和排便功能。首先要养成定时排便的习惯，不论是否有便意，最好在固定的时间里去排便一次，这个时间适宜在早晨起床或者自己认为合适的时间。当然，徒有形式也是无济于事的。在蹲便时要把注意力集中到排便上来，不可再做其他事情，如看书、看报、听广播、想问题等。总之，要把排便时间规定在一天的固定时间，规定为自己一天必不可少的生活内容，以便培养正常的排便条件反射。其次，不要人为地控制排便感，在粪便进入直肠产生便意时，立即排便。对有习惯性便秘的人来说，任何一次便意都不可轻易放过。便意一旦消失，再次产生就不是容易的事情了。因为便意的产生是不随人的

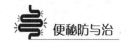

意志左右的，不及时排便易使便意受到抑制，且粪便在大肠内停留时间过久，过多的水分被吸收，大便变得干结，造成粪便更不易排出。

正常人的直肠对粪便产生的压力刺激有一定的承受阈值，当达到此阈值时即可引起便意。生活没有规律的人对便意是不会在意的，他们总会找到理由：因为时间不容许，因为工作来不及，因为电视节目太精彩，因为场合不合适……经常忽视便意，或对便意予以制止，这就渐渐会使直肠对粪便压力刺激失去正常的敏感性，到了这个时候，产生便意就不那么容易了。粪便积存在肠道，大肠却不把这一情况及时报告给大脑皮质，这样一来，粪便就不能够及时排出，其后果是粪便在肠道内停留，停留时间越久，粪便中水分被重吸收得越多，粪便越结越干，久而久之，习惯性便秘便产生了。

因此，便秘的患者要养成良好的排便习惯，每日在一定的时间排便，以此作为条件反射的信号，建立良好的排便规律。在繁忙的日常生活中，人们要力争改变自己的不良习惯，如发现肠蠕动和排便感，就应去厕所排便，不要因故控制排便。最好是早餐后排便，如能坚持一段时间，即可养成早餐后定时排便的好习惯。

但是，不少人往往出于节省时间、懒惰及美容之类的理由，而不愿进食早餐。如果早上不吃东西，便无法引发胃结肠反射，就不能使大肠在早上产生阵发性的强蠕动，因而就不能引出便意。为了避免此结果，每天早上务必要吃早餐，以引起便意。若能每天持续如此，必然可以每天引起便意，并逐渐养成每天早上排便的习惯。一般说来，大多数人在进食后胃肠蠕动加强，容易产生便意，因此，每日的排便时间以固定在早餐或午餐后为宜，但不可拘泥，有便意的时候尽量不要错过，随时排便，排便的环境和姿势尽量方便，以免破坏排便的习惯。对于便秘患者来说，通过饮食治疗及养成良好的生活习惯，95%的人的症状能得到改善或自行缓解。健康人也应培养每天定时排便一次的习惯，因为这是人体正常消化、吸收、排泄的基本生理规律，良好的排便习惯应从幼时培养。

早晨起床后，由于时间紧张，即使有了便意，也没有时间去厕所，一忙就分散了对便意的注意力。这也是引起便秘的一大因素。人在有了便意时要抓住机会，及时去厕所，这一点非常重要。老年人产生便意的信号相对较弱，即使产生了便意，也会因嫌去厕所麻烦，害怕厕所寒冷或心情不好等而不去厕所，渐渐地形成习惯后，大肠中内容物由于长时间滞留，水分被大肠壁吸收，便会造成便秘，而且还会患相当严重的便秘。因此，对于老年人来说，要适当地进行一些适合自己身体状况的运动，保持一个愉快、平和的心态，为了自己的身体健康，对身体产生的一些正常或不正常的反应要给予充分重视，养成及时如厕的习惯。

第二节 养成规律的生活起居

规律的起居、睡眠、饮食是大便正常的前提。每个人的生活都有自己的"生物钟"，到一定的时候会有睡意、饥饿感、便意等。在日常生活中，我们经常遇到一些年轻人晚睡晚起，饮食无规律，过饥过饱，排便更是不当回事，这样扰乱了"生物钟"，"生物钟"处于无序状态，排便就会无规律，少则几天一次，甚则更长时间一次。

许多疾病不是因外来因素造成，而是由不良的生活方式导致。起居无常，不管是睡懒觉，还是熬夜不眠，都会使身体的"生物钟"处于紊乱状态，排便会变得毫无规律，这种情况下，发生便秘是难以避免的。不少人出差去外地，会出现排便失常，就是因为生活没有了规律。如果日常起居毫无规律可言，排便怎么会正常呢？所以应该从小养成良好的生活习惯，起居有常，就像安排一天三餐一样，要给排便一些时间，养成定时排便的习惯。譬如，每天早上起床后先排便（可以先喝些牛奶或凉盐开水，以刺激胃肠运动），或者早上进餐结束后去厕所进行排便训练，没等多久人体的"生物钟"便自然建立起了排便的规律，到了排便时间就会出现便意，大便一解，带来的便是轻松的一天。对儿童来说，父母要督促他们有规律地排便，让他们从小养成良好的排便习惯，如进行排便行为训练，为人父母，虽然工作繁忙，也应将培养孩子定时排便当成正事去做，不要因为忙就忽略了这一点。有人说，有了便意去解大便，肯定没错，那没有大便，也要去解一解吗？是的，自己觉得没有大便，到了时候也应去解一解，这样，"生物钟"建立的排便规律才能保

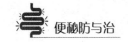

持下去。须注意的是，排便要避免久蹲或心不在焉，有人一入厕所，便手拿书报，兴致全在书刊的内容上，根本不知道大便解出了没有，如厕时间大幅延长。这样一来，很容易造成肛肠淤血，引起痔疮等肛肠疾病。所以，实在没有粪便排出时，就不要勉强排便，稍微蹲蹲厕所，约 5 min 结束排便训练，给"生物钟"一个排便信号就可以了，久蹲则是不可取的。然后静下心来想一想，是不是进食太少或者饮食结构不合理而引起大便过少的，如果是上述情况引起的，就应该调整自己的饮食状况。如便意较强，还要避免心急火燎，不宜竭尽全身力气，骤然排便。因为这样做，万一遇到大便比较干结的情况，就会损伤肛门，导致肛门疼痛、裂伤。

精神因素是便秘的高危因素之一。正常的情志活动，有益于身心健康，异常的情志活动，可导致脏腑功能失调。祖国医学认为，怒伤肝，肝火旺，则易伤阴而致便秘。思伤脾，脾气伤，则传化失常，导致便秘发生。忧伤肺，易致肃降功能失调，出现便秘。恐伤肾，肾阴伤，则易致阴虚便秘；肾阳伤，则易出现冷秘。喜伤心，心火亢盛，则易出现热结便秘。这提示了不良情绪可引起"五脏六腑"的功能紊乱，进而导致胃肠道运动和分泌功能紊乱产生便秘。现代人容易发生便秘，多与情绪紧张、焦虑、抑郁有关。因此要保持心态乐观，不良的情志刺激会出现胃肠蠕动的紊乱。例如，遇到一些不顺心的事，有些人整天闷闷不乐，茶不思，饭不想，食欲全无；有些人则生气发怒，情绪激动，心情烦躁。这些情况下均会出现大便秘结。有些人因为工作压力太大，整天处于紧张焦虑状态，同样也会影响自主神经功能，表现为心烦、失眠、头痛、食欲减退、大便干结，甚至好几天才解一次大便。这些均是不良情志刺激引起了自主神经功能紊乱，胃肠功能受到严重抑制所致。如果是一过性的情志刺激，便秘是暂时性的，只要解除了不良的情志因素，便秘情况多会自行好转。但是，若不良的情志刺激一直存在，或工作环境不能适应，暂时便秘就有可能成为慢性便秘，对人体的影响是很大的。

为了防止这种情况发生，要想方设法避免不良的情志刺激，或换一种环境，也许心情会豁然开朗，紧张焦虑随之而去，便秘问题不药而解。若一时没有好的回避方法，工作情况无法改变，这时，可以采取以下的方法。

（1）释放法：找几个好友，倾诉自己的感受，将心中的郁闷、怒气释放出来，一吐为快，将烦恼抛在脑后；或从朋友的建议中，找到解决问题的方法，让自己从烦恼中解脱出来。

（2）**转移法**：把兴趣集中在其他方面，如听音乐、做运动，做该做的事情，尽量不要一心想着那恼人的事情，将自己陷入情感的深渊，不能自拔。

（3）**检讨法**：冷静下来，换一种角度想一想，或许问题就出在自己的认识上呢，学会宽容自己、宽容别人。退一步海阔天空，或许什么事情也没有了。

（4）**减压法**：工作压力实在太大了，自己的精力、能力总是有限，实在胜任不了就不必太勉强，一个人干不了，那就几个人一起来，一年完成不了，那就两年完成。做事情要遵循客观规律，做人也要有自知之明，只有一分力却挑十分担，能不压垮吗？勇于挑重担，但要挑自己挑得起的重担，这样，才不至于有太大的心理压力，才不至于给身体压上沉重包袱。

除此之外，四季变化与便秘也有很大关系。人与自然是一个整体，变化也是息息相关的。炎热干燥的季节，大便可能干结一些；温暖潮湿的季节，大便可能软和容易排出一些。春季气温多变，衣着过多则水分丢失增加，从而导致便秘；衣着过少，一些阳虚、气虚者则易发生阳虚、气虚便秘。夏季是一年中气温最高的季节，人体的新陈代谢十分旺盛，若阳虚者袒胸露腹或贪凉饮冷则易导致阳虚便秘或冷秘；若衣着不易散热则易使出汗过多，致暑热伤气，形成热结便秘或气虚便秘。秋天气候日益干燥，这时衣着应该逐渐增加，以避免秋燥气候与衣着一下子过多致水分丢失而形成便秘。冬天气候寒冷，人体需要较多的热量来保温，衣着应以保暖为主，以避免因受寒所致的虚寒便秘。因此，根据天气变化来增减衣服，对便秘患者来说，是非常重要的。

因此，生活起居规律能预防便秘，特别是习惯性便秘的发生。合理地安排工作和生活，劳逸结合，适当参加休闲娱乐活动，尤其是久坐少动及精神高度集中的脑力劳动者，适当的体育锻炼（特别是腹肌的锻炼）有助于胃肠道功能的改善。适当的体育锻炼对于腹肌弱、无力排便的患者也尤为重要，能促进排便。可以结合按摩、点穴指压、体操等方法，使之有效地解除便秘症状。

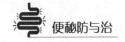

第三节　便秘的运动调养

排便时需要用力气，也就是说，完成排便的过程需要不少肌肉一起参与，尤其是膈肌、腹肌、会阴部肌肉，它们在排便时起到了很重要的作用。锻炼可以增强肌肉的力量与张力，增加排便时这些肌肉的辅助作用，促进胃肠蠕动。根据每个人的不同情况，选择适合自己锻炼的运动方式，如中老年人可以采用散步、慢跑、深呼吸运动、太极拳等方法；年轻人可以选择篮球、足球、跑步、保龄球、羽毛球、游泳等锻炼身体的方法。在进行全身锻炼的同时，重点加强腹肌与会阴部肌肉的锻炼，会起到很好地防治便秘的作用。运动可增加腹肌张力和增强胃肠道蠕动，改善排便动力不足。据调查，坚持体育锻炼的老年人，排便正常的占 78.5% 以上。早晨散步、慢跑、做深呼吸、活动腰肢等，有良好的促进消化和排便作用。长期不能行动的患者也应适当坐一坐，或护理者经常对患者做一些腹部轻微的按摩以增加肠胃的蠕动。久坐少动是引起排便困难的重要因素之一，而坚持体力活动，特别是户外活动和适宜的体育锻炼，不仅能增强体质，保持体力和精力，而且可增加食欲，使肠蠕动功能提高，使腹壁肌肉、膈肌、盆腔肌肉、肛提肌等排便肌群得到锻炼而增加肌力，从而减少老年人的排便困难，预防便秘。便秘患者可坚持练太极拳，能增进食欲，增强排便功能，尤其是练拳时再配合内养功及腰部的转动等，可加强对内脏的按摩，增强对胃肠的锻炼。对于长期从事静坐少动性工作的人，经常练太极拳可预防便秘的发生。

下面是几种有关运动调养及中药理疗的具体方法。

一、体育疗法

坐在床上，双脚并拢向前伸直，脚尖上翘。双手放在身体两侧，掌心向下。上半身向右后方转，双手掌心放在右边床上。复原后，上半身转向左后方，两手掌放在左边床上，左右各操练 5 ~ 10 次。

跪在床上，双膝左右分开，双臂屈肘重叠（左手在上，右手在下）。双手举起在头顶上方交叉，掌心向上，身体向左、右各转动 10 次。

仰卧，右手掌心放在右腹部，顺时针方向旋转按摩100次。换左手，用掌心从上向下按摩左侧腹部100次，每天早晚各一次。

仰卧，双腿轮流抬起各100次，然后双脚像蹬自行车似的转动5~10次。

仰卧，两腿弯曲，双手抱住膝盖，尽量靠近胸部，然后双腿伸直，操练10次。

俯卧，双臂屈肘，掌心贴在床上，双腿伸直，稍微抬头，眼看前方。将双臂伸直，支撑在床上，抬起上半身，头向上仰，眼看天花板，然后复原，操练5~10次。

二、缩肛运动

缩肛运动也叫肛门会阴运动。即在自主意识支配下，收缩—放松—收缩肛门和会阴，进行锻炼的方法。通常收缩肛门和会阴5 s，再舒张5 s，连续进行5 min。肛门会阴运动可增强肛门外括约肌、直肠肌、肛提肌等的随意舒缩功能，提高排便动力，使排便畅通。

三、拔罐疗法

中国民间流行一句话，扎针拔罐子，病不好也去一半子。拔罐疗法是指用加热、抽气等方法，使杯、筒、罐等器具内气压低于普通大气压，使其吸附于体表疼痛部位或穴位以治疗疾病的方法。由于拔罐可以改变皮肤温度，形成局部充血或瘀血，故又将拔罐疗法称为瘀血疗法。通过拔罐疗法，可以疏通经脉，温经散寒，活血化瘀，调整阴阳，进而治疗便秘。

1. 操作

1）选择宽敞明亮、空气流通、室温适宜的房间作为治疗室，注意保暖。采取合适的体位，充分暴露施术穴位或部位。清洁施术穴位或部位，有汗液的应擦干，有粗长毛发的部位，应剃刮干净，防止发生感染和漏气。

2）用镊子夹着点燃的酒精棉球、小纸片或火柴，或将蘸有少许酒精的纱布缠绕于粗铁丝上点燃，一手握罐将燃烧物伸入罐内一闪即出，迅速将罐扣于应拔的穴位或部位上。操作时应注意棉球或纱布少蘸酒精，且不能沾于罐口，以免烫伤皮肤，此法适用于全身各部位。

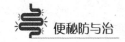

3）将火罐吸拔住后，一般留置 10 ～ 20 min，使局部皮肤和浅层肌肉及其他软组织被吸拔入罐内，呈现潮红或皮下出现紫黑色瘀血。留罐时间过长（半小时以上），则容易出现水疱。此法适用于深部软组织损伤、颈肩腰腿痛、关节病及临床各科多种疾病。也可以在应拔的穴位或部位上进行针刺得气后，再拔罐，称为针罐法。也可以将罐具投入由一定药物煮的药汁内煮 15 min，再取出罐具吸拔在应拔的穴位或部位上，叫药罐法。

4）在拔罐时局部可能产生牵拉、紧缩、发胀、温暖、酸楚、透凉气等感觉，均属正常。启罐后在吸拔部位上都会留下罐斑或罐印，1 ～ 2 天后即可自行消失。启罐后，应用消毒棉球轻轻擦拭拔罐部位、罐斑或罐印上的小水珠，如果在拔罐部位上出现小水疱，可不做处理，任其自行吸收；对于水疱较大者，可用消毒毫针刺破水疱，放出疱中水液，涂上龙胆紫。

2. 治疗

（1）实热型：症见大便干结，小便短赤，面赤身热，或兼有腹胀，腹痛，口干，口臭。

【穴位】支沟、天枢、足三里、大肠俞、八髎。

【治法】

1）留罐法：患者仰卧位，选择大小适中的火罐，于支沟、天枢、足三里进行吸拔，每穴留罐 10 ～ 15 min；然后患者俯卧位，于大肠俞、八髎进行吸拔，每穴留罐 10 ～ 15 min。每天操作 1 次，10 次为 1 个疗程。

2）走罐法：患者仰卧位，先在患者肚脐周围涂抹适量润滑剂，再选择大小合适的火罐，吸拔于患者肚脐周围，然后做顺时针方向走罐数周。走罐时手法宜轻柔。然后再将火罐吸拔于天枢处，留罐 10 min。每天操作 1 次，10 次为 1 个疗程。

（2）虚寒型：症见大便艰涩，排出困难，小便清长，面色㿠白，喜热怕冷，四肢不温，腹中冷痛。

【穴位】八髎、脾俞、肾俞、足三里。

【治法】走罐法。患者俯卧位，先在八髎穴处行旋转走罐法，至皮肤潮红。后在脾俞至肾俞之间走罐，上下推拉至皮肤潮红。仰卧位，于脐周处顺时针旋转走罐，手法轻，时间稍长，再于足三里留罐。隔日操作 1 次，10 次为 1 个疗程。

（3）**气虚型**：症见虽有便意，但每于临厕时却努挣乏力，挣则汗出，气短，大便并不干硬，便后疲乏，面色㿠白，神疲气怯。

【穴位】脾俞、胃俞、大肠俞。

【治法】于上述穴位进行拔罐操作，每穴留罐 10 ~ 15 min，隔日操作 1 次，10 次为 1 个疗程。

注意：拔罐疗法虽然适应证广泛，但是对于某些特殊情况还应谨慎处理，以免给患者带来不必要的伤害。

四、熏洗疗法

熏洗疗法是将中药煎煮后，先利用蒸汽熏蒸，待药液降温后，再用药液淋洗、浸浴全身或局部患处，用以治疗疾病的一种方法。熏洗疗法通过药物直接对机体病变局部发挥治疗作用，疏通经络，调和气血，促进血液循环，改善局部营养状况和全身功能，从而防治便秘。

1. 治疗

（1）**实热型**：症见大便干结，小便短赤，面赤身热，或兼有腹胀，腹痛，口干，口臭。

方 1 芒硝汤

【组成】芒硝、大黄、甘遂、牵牛子各等量。

【用法】上药加水煎汤，煎取药液 500 mL，沐浴前把药液兑入温水中。将药液温度调至约 40 ℃左右时沐浴全身。

【说明】每日 2 次。

方 2 竹叶汤

【组成】竹叶 1 捆（萝卜叶或青菜叶适量），绿矾 1 把。

【用法】竹叶或萝卜叶或青菜叶洗净，放锅内，加水 3 000 ~ 5 000 mL，把水煮开 20 ~ 30 min，趁热把汤带竹叶一起倒入桶内，撒绿矾 1 把。坐熏。

【说明】每日 1 次。

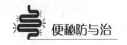

方3 盐水

【组成】盐 250 g。

【用法】将盐入水煎煮，待盐溶化后，加醋适量，搅拌均匀，待水沸腾后，倒入盆中备用。至温度适中，令患者坐浴盆中，擦洗小腹部。

【说明】每日 1 次，每次 30 min。

（2）**虚寒型**：症见大便艰涩，排出困难，小便清长，面色㿠白，喜热怕冷，四肢不温，腹中冷痛。

方4 温腹通便汤

【组成】生姜 50 g，艾叶 50 g，食盐 30 g。

【用法】生姜、艾叶加水煎煮 10 min，取药液 1 000 mL，然后将食盐加入药中。待水温时以药液擦洗小腹部。

【说明】每次 20 min，每日 2 次。

（3）**气虚型**：症见虽有便意，但每于临厕时却努挣乏力，挣则汗出，气短，大便并不干硬，便后疲乏，面色㿠白，神疲气怯。

方5 棕榈汁

【组成】棕榈皮适量。

【用法】将药物入水煎煮取汁。将药汁倒入盆中，患者坐盆中浴之。

【说明】每次 30 min，每日 2 次。

2.**注意**

1）冬季熏洗时应注意保暖，夏季要避风，以免感受风寒，发生感冒等疾病。严格掌握好熏洗时间，熏洗时间不可过长，一般 15～30 min。

2）药汤温度要适宜，不可太热，以免烫伤皮肤，也不可太凉，以免产生不良刺激。

3）在全身熏洗过程中，如患者感到头晕、不适等应停止熏洗，在通风处平卧休息。同时监测血压、呼吸、脉搏等生命体征。

4）急性传染病、重症心脏病、高血压病、妇女妊娠期或月经期、饥饿及过度疲劳时不宜熏洗。

五、按摩

采用中医传统按摩的"补""泻"手法按摩腹部，不仅能调畅气机、通腑降气，而且还能健脾益气，达到泻实补虚治疗便秘的目的。

（1）泻肠行气：患者平卧，宽衣松带，操作者站其右侧，以右手平放在患者腹部，以掌根着力，绕脐周做顺时针方向环形转动 500 ～ 800 次。

手掌按压的力量，以患者能接受为限，由轻到重，稳而持续，一般按摩 10 min。完成以后，患者腹部产生嗳气为佳。

（2）足底推拿疗法：足为"人体之第二心脏"，在调理脏腑功能上有意想不到的效果。针对老年人便秘的情况，选用足底胃、小肠、大肠等反射区进行推拿，每天 1 ～ 2 次，每次选用 2 ～ 3 个反射区，推拿 15 ～ 20 min，7 天为 1 个疗程。此法简单实用，也可指导患者家属进行自我推拿。

按摩时可根据患者便秘虚实的不同，对证施法。如为实秘，则采用泻法，操作者按顺时针方向自右下腹→右上腹→左上腹→左下腹，再返至右下腹旋转按摩。如为虚秘，则采用平补泻法，即按泻法先在腹部做 5 min 顺时针按摩，然后再用相同的时间做逆时针方向按摩。若虚寒严重者，可于气海（脐下 1.5 寸）加艾灸，每次 15 min，有祛寒通便的作用。如有便欲难解者，可加按长强（尾骨尖下 0.5 寸，约当尾骨尖端与肛门的中点），约 20 min，或在八髎〔上髎，即第一骶后孔中，约当髂后上棘与督脉的中点；次髎，即第二骶后孔中，约当髂后上棘下与督脉的中点；中髎，即第三骶后孔中，约当中膂俞（第三骶椎棘突下，旁开 1.5 寸）与督脉的中点；下髎，即第四骶后孔中，约当白环俞（第四骶椎棘突下，旁开 1.5 寸）与督脉的中点〕施以指压 20 min，均有加强肠蠕动作用。

（3）搓揉手掌

选穴：手掌上有与便秘相关的几个反射区，其中包括：两手上的眼睛（肠）区、胆囊区、直肠区。

操作方法：分别各搓揉 2 min，同时转动两手手腕 3 min。

（4）按摩踝与足底

选穴：选取足底的小肠区、升结肠区、横结肠区、降结肠区、乙状结肠

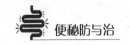

和直肠区等与便秘有关的几个反射区。踝部的肛门区、直肠区及痔疾区。

操作方法：分别按摩足底的升结肠区、横结肠区、降结肠区、乙状结肠和直肠区的穴位 3 min，对小肠区、肛门区、直肠区及痔疾区分别按摩 2 min。

（5）刮痧躯干和四肢的相关穴位

取穴：背部取大肠俞、小肠俞、次髎；上肢取支沟；腹部取天枢、腹结、气海、关元；下肢取足三里；足部取公孙。

操作方法：操作者将手洗干净，用一角或一元的硬币，沾上麻油，分别轻刮大肠俞、小肠俞、次髎、支沟各 1 min；刮天枢、腹结、气海、关元各 1 min；刮足三里 2 min；用大拇指使劲揉两脚上公孙穴各 2 min。

第四节　便秘的饮食预防

治疗和预防便秘最重要的是不要使肠道功能紊乱。因此务必要养成良好的饮食习惯，保持营养的均衡；摄取均衡营养，不偏食；多进食一些食物纤维。正常人每千克体重约需 90 ~ 100 mg 膳食纤维来维持正常排便，便秘者应适当增加其摄入量，多吃些含膳食纤维的蔬菜、水果和谷物，如芹菜、韭菜、菠菜、丝瓜、香蕉、鸭梨及杂粮等。多补充水分，使肠道得到充足水分以利于肠内容物通过，每日起床后，喝一大杯温开水（应在早饭前 30 min），可湿润和刺激肠道蠕动，引起便意。此外，脂肪类食物也有较好的通便作用，特别是花生油、豆油、芝麻油、菜籽油等植物油。要重视早餐的摄入量，以促使清晨的胃肠大蠕动；牛奶中含有易被消化道分解的乳糖等润便成分，如能早餐前喝一杯，既可通便，又富营养，对老年人、病后便秘者尤为适宜。为了进一步做到便秘方面的未病先防，还需做到以下几点。

一、培养良好的饮食习惯

为了培养良好的饮食习惯，下列行为一定要避免。首先是偏食。在当今社会，各个年龄层均有一部分人存在偏食或者挑食现象，且多偏爱肉类食品、高蛋白食品。酒店、餐馆或者路边大排档，一眼望去，餐桌上荤菜远远超过素菜。也有的人食物过分精细，样样菜都切碎煮烂。殊不知，现代都市生活的营养过剩已经成为非常严重的问题。高蛋白和精细食物含膳食纤维成分极少，所形成的食物残渣自然也很少。而膳食纤维是刺激肠壁蠕动的重要因素，膳食纤维缺乏自然会导致肠蠕动减慢，食物残渣在结肠停留时间过长必然引起粪便干结，最终导致便秘的发生。其次是食物摄入过少。民以食为天，吃是人生最大的享乐之一。没有一定的摄入量，何以形成足够的粪便以充盈刺激肠蠕动呢？吃得太少，粪便自然少，排便次数相应也会减少。同样，食物残渣少，就难以形成较大的粪便团块，促使肠道运动，肠蠕动缓慢，就不能及时将食物残渣推向直肠，大便在肠内停留时间延长，水分被过多吸收而使粪便干燥。进入直肠后的粪便残渣因为量少，不能形成足够的压力去刺激神经感受细胞，造成排便反射和便意缺乏，最终就会导致便秘发生。

因此，不挑食、偏食，食谱要广，以保证营养素及膳食纤维等的广泛来源。食谱要经常变化，以便增强食欲。每个正常人首先要养成良好的饮食习惯，预防便秘发生。良好的饮食习惯应从小就培养，不然孩子从小就养成偏食、挑食习惯，长大后就不容易纠正了。

二、注意调配饮食

要合理饮食，均衡要素。其一，食物是形成大便的物质基础，有进才能有出，一定量的食物摄入是保证大便产生的前提。其二，饮食的质量和构成与大便同样密切相关。在日常生活中我们常有这样的经历，蔬菜瓜果和粗粮吃得多时，大便就比较多，排便也容易，如果吃了大量的煎炸食品，就会感觉大便干结，排便困难。因此，主食不要太精细，应适当增加一些粗粮和杂粮，粗粮和杂粮消化后残渣多，可以增加对肠壁的刺激，促进肠蠕动，有利于大便的运行。副食应该注意选择含纤维素多的蔬菜和水果，如青菜、韭菜、芹菜、蒜苗、莴笋、枣子、葡萄、菠菜、橘子、香蕉等。纤维素不易被消化吸收，残渣量多，可以增加粪便容积，提高肠腔压力，促进肠蠕动。所以，食物中含有一定量的膳食纤维是大便形成和通畅的重要保证。其三，每天饮用足够的水对于增加大便的体积很有好处，另外，在润滑肠道和预防大便干燥上，水分同样必不可少。一般起床后或早饭前饮用一杯水具有轻度通便作

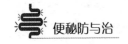

用。此外，适当地进食含脂肪较多的食品，如核桃仁、花生米、芝麻、菜籽油、花生油等也有一定的润肠通便作用。

合理饮食可以刺激胃肠道分泌大量消化液，使肠道润滑，蠕动增强，大便畅通无阻。均衡营养要素才能保证机体的营养需要，保证肠道功能的正常运行。

辛辣食物如火锅、串串香、麻辣烫、酸辣粉等在街头巷尾、酒楼、宾馆随处可见，空气中到处都散发着麻辣香味。如今，川菜盛行于大江南北，甚至漂洋过海，男女老幼人人喜欢。但是，往往饱了上面的口福，却苦了下面的肛门，食后第二天肛门灼热，大便排出费力、费时。正如古人所云，平素喜食辛辣厚味、煎炒酒食者，多致胃肠积热而成实秘。脾胃为人体后天之本，调饮食、保胃气是起居疗法的重要原则，也是预防便秘的重要措施。《黄帝内经》中指出："五谷为养，五果为助，五畜为益，五菜为充，气味合而服之，以补精益气。此五者，有辛酸甘苦咸，各有所利……"所以，正常人的饮食也要做到：粗粮细粮需搭配，谷类豆类经常吃，蔬菜瓜果不间断，食物结构要合理；保证水分饮充足，浓茶烈酒要回避，油盐酱醋糖味精，调节花样增口味；辣椒、葱、姜应适量，暴饮暴食要切忌；饮食调理莫忽视，体健长寿防便秘。

三、要多喝水

正常情况下粪便中水分占 70% 左右，饮水不足本身就可以引起大便干结。与枯水舟难行的道理一样，水既可以滋润肠道，又能够促进大肠运动，每天饮用一定量的水对于大便形成、保持大便通畅具有非常重要的作用，所以千万不能忽略每天喝水！摄入充足的水分可以使肠腔内保持足够软化大便的水分，这对保持肠道通畅和正常排便是很有好处的。补充水分的最佳时间是早晨刚刚起床时。人体从清晨醒来、睁开眼睛，然后起床，这些运动是刺激大肠蠕动的第一步。再饮上一大杯温开水来刺激休眠了一夜的神经，使其集中在排便的反射上，肠的蠕动也会由此加强。早晨起来后饮水，可以使水分进入大肠的内容物中。只有大肠内容物中含有很多的纤维才会达到软化的目的，所以，饮食中要有富含膳食纤维的食品。

四、早晨起来后一定要吃早餐

不要因为时间较紧或者嫌麻烦而不吃早餐。因为吃了早餐后，食物进到胃中，会引起胃结肠反射，大肠为了排泄而加强蠕动，从而产生便意，这对防止便秘有利。

便秘患者如能在饮食上多加注意，通过调节自身的胃肠功能，便可使便秘症状得到缓解和改善。大便的成分中水分和纤维各占一部分。务必要养成正常的饮食习惯，保持营养均衡。

五、促进肠蠕动

肠道的蠕动与消化吸收有关。蠕动过快，可以引起消化吸收不良而导致腹泻，如果蠕动缓慢，那就像传送带发生故障不能将物资及时运送到位一样。粪便在结肠停留时间延长的后果是水分吸收过度，引起大便干结，或者因为肠道动力不足而导致排便困难（慢传输型便秘），老年人甚至可能因为肠动力严重缺乏所导致粪便堵塞肠道而引发肠梗阻，从而造成一系列严重后果，有时需要手术治疗。少数患者即使手术也不能挽救生命。

以下为常见便秘类型的药膳方法，对治疗便秘有较好的疗效。

1. 气虚便秘

由于疲倦内伤，或年老病后，妇女产后，脾肺气虚，大肠传送无力，以致大便秘结。临床表现为有时虽有便意，到厕无力努挣，挣则汗出短气，便后疲乏，大便并不干硬，腹无胀痛，舌质淡，苔薄白，脉虚。食疗可用：

（1）五仁粥

黑芝麻、松子仁、胡桃仁、桃仁（去皮尖，炒）、甜杏仁各 10 g。五仁混合碾碎，入粳米 200 g，共煮稀粥，加糖适量，每日早晚服用。

黑芝麻甘平，功能滋养肝肾，润燥滑肠；松子仁甘温，能益肺、润燥、滑肠、健脾；胡桃仁甘温，能壮腰健肾，敛肺定喘，主治老年人气虚便秘；桃仁味苦，性甘平，能破瘀、行血、润燥、滑肠；甜杏仁甘平无毒，能止咳、平喘、润燥、通便。五仁皆富油脂，同用相得益彰。

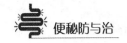

（2）紫苏麻仁粥

紫苏子 10 ~ 15 g，麻子仁 10 ~ 15 g，粳米 100 g。先将紫苏子、麻子仁捣烂如泥；然后加水慢研，滤汁去渣，再同粳米煮为稀粥食用。日 1 剂，分 2 次服。

紫苏子味辛、性温无毒，功能润燥通便；麻子仁味甘、性平，与紫苏子一样，体润多脂，含有丰富的脂肪油、维生素 B_1 等，可润燥滑肠，并能滋养补虚。二药合用，与粳米煮粥服食，既能通便，又能补气养胃。

2. 热秘

平素胃中热盛，或饮酒过度，肠腑燥热，于是粪便干结。临床表现为大便干燥，小便短赤，口臭唇疮，面赤口渴，腹部胀满，脉象滑数。食疗可用：

（1）生地黄粥

生地黄汁约 50 mL，粳米 100 g，蜂蜜 30 g。新鲜生地黄洗净后切段榨汁，或用干地黄煎汁。先用粳米加水煮粥，沸后加入地黄汁和蜂蜜，煮成稀粥。日服 2 次。鲜生地黄味甘多汁，清热生津，解毒凉血；蜂蜜甘平，润燥通便。对中老年人肠胃积热，热盛便秘，疗效佳。

（2）沙参玉竹煲老鸭

沙参 30 ~ 50 g，玉竹 30 ~ 50 g，老鸭半只或一只。将鸭去毛及内脏，洗净。沙参、玉竹洗净，共入瓦罐，加水用文火焖煮 1 h 以上，加适量葱、姜、盐、味精等调味，酌量饮汤，食鸭。

沙参味甘，性微寒，能滋阴润肺，养胃生津；玉竹味甘，性微寒，能养阴润燥，润肠通便；老鸭性味甘温，能补虚乏，除客热。诸般相合，疗效好。

（3）冰糖炖香蕉

香蕉 2 只，去皮，加冰糖适量，隔水蒸。每日 2 次，连服数日。

香蕉味甘性寒，能清热润燥，解毒滑肠，其味甘，故能补中和胃；冰糖味甘性平，能补中益气，和胃润肺，二味并用，对治疗虚弱内热患者的便秘最适宜。

3. 气秘

由于忧愁思虑，情志内伤，或久坐少动，使气机郁滞，不能宣达，腑气通降失常，因而大便秘结。表现为欲便不得，甚至腹部胀满，胸肋窜痛，嗳气频作，纳食减少，舌苔薄白，脉弦。食疗可用：

（1）槟榔粳米粥

槟榔 10 ～ 15 g，粳米 100 g，蜂蜜 15 ～ 20 g。先将槟榔片煎汁去渣，与粳米煮粥，熟后调入蜂蜜食。日分 2 次服。

槟榔味辛性温，能杀虫、消积、下气；粳米性味甘、平，能补中益气，健脾生津。辅以蜂蜜润燥通便，可治疗肝脾气机郁滞之便秘。

（2）硝菔通结汤

鲜萝卜 250 g 切片，净朴硝 50 g，加水 2 500 mL 同煮。萝卜熟烂捞出，余汤再加入萝卜 500 g，煮烂捞出。如此连煮 5 次，得萝卜汁 1 000 mL，分 3 次温服，1 日服完。

朴硝味咸寒，萝卜能缓和朴硝之悍猛攻破。此汤便通即停，不可常服。身体虚弱的患者不宜服。

此外，还可选用橘皮、橘叶、佛手柑、菠菜、甜杏仁、红薯等具有理气、宽中、润肠作用的食物制成食品。用熟红薯、菠菜叶、橘皮粉制成红薯糕。

4. 食物禁忌

（1）**忌过食富含蛋白质和钙质的食物**：乳类、乳制品、瘦肉类、鱼类、虾皮、蛋黄、咸蛋、松花蛋、动物软骨、豆类、海带、紫菜等都含有大量的蛋白质或钙质。若摄入过多，会使大便呈碱性，干燥而量少，难以排出。因此，在保证营养的情况下尽量少吃。

（2）**忌食物过于精细**：若肉、蛋、奶等吃得过多，而粗粮、蔬菜等植物纤维吃得太少，以及饮水不足，会导致肠中食物残渣对肠壁的机械性刺激减少，不足以引起排便反射。

（3）**忌烟酒及辛辣食物**：烟、酒、咖啡、浓茶、生姜、韭菜、狗肉、羊肉、鸡肉、香菜、芹菜等辛辣温热食物，会使胃肠燥热内结，津液不布，燥屎结滞，因此不宜过多吃。特别是浓茶，含有鞣酸和咖啡因等物质，能减少胃肠道的分泌与蠕动，有一定的收敛作用，若在便秘期间大量饮用，则可使症状加重。

（4）**忌过多吃糖**：糖能减弱胃肠道的蠕动，加重便秘。并可加重痔疮、肛瘘等疾病的症状。

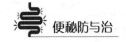

（5）忌过多食用胀气食物和难消化食物：应适当控制食用干豆类、洋葱、土豆、白薯等胀气食物和难消化食物，以免影响胃肠道的消化功能及引起胃肠道的不舒适感。

参考书籍

[1]吴大真，刘学春，高淑艳．现代名中医便秘治疗绝技［M］．北京：科学技术文献出版社，2006.

[2]张欣，王广尧．独特疗法调治腹泻便秘［M］．长春：吉林科学技术出版社，2010.

[3]丁义山，谢英彪．便秘简便自疗［M］．北京：人民军医出版社，2009.

[4]沈薇．衣食住行与便秘防治［M］．重庆：重庆出版社，2005.

第六章

特殊人群便秘预防与治疗

第一节　儿童便秘预防与治疗

便秘占儿童胃肠病门诊的 10%～20%，其中 90% 以上为功能性便秘。患儿可出现腹痛、腹胀、消化不良、乏力、食欲不佳、粪便干硬等临床表现，早期易被家长忽视，严重时会对患儿的社会活动、心理发育、生长发育和学习成绩都有较大的影响，导致生活质量下降。便秘应引起医务工作者和家长的重视，尽早发现，科学防治。本节主要就儿童功能性便秘做一介绍。

一、儿童便秘病因分析

1. 饮食不当

（1）**饮食不足**：儿童若进食量不足，消化后的余渣也少，又缺乏纤维素，则肠蠕动减弱，致使大便减少、变干，易致便秘的发生。

（2）**饮食结构不合理**：调查发现便秘儿童大多喜食肉类，尤其喜食瘦肉，食物中缺乏蔬菜和水果。肠道内分解蛋白质的细菌比发酵菌多，造成大便呈碱性和干结，次数减少。便秘儿童多以精制米面为主食，缺乏谷类食品，还喜食油炸、膨化食品等高热能与高脂肪的食物，缺乏纤维素，造成便秘的发生。

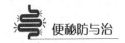

（3）**膳食纤维摄入不合理**：虽然膳食纤维对预防便秘有较好的效果，但膳食纤维摄入不合理却会导致腹胀，加重便秘。膳食纤维可以分为可溶性、不可溶性两类。可溶性膳食纤维对肠道动力弱或伴随排便困难的儿童的便秘症状缓解不明显，过量使用则会引起腹胀加重。不可溶性膳食纤维在肠道停留的时间短，增加了排便量，但由于缺乏营养，故也不能过量。

（4）**钙化酪蛋白过多**：若在饮食中补钙，同时摄入大量蛋白质食品，则易形成钙化酪蛋白，粪便中易产生大量的不能溶解的钙皂，虽然粪便量会增加，但便质干结，对肠蠕动没有刺激作用，容易形成便秘。

（5）**饮水不足**：饮水不足会使大便干硬，难以排出，且只有摄入水量充足，才能使膳食纤维发挥通便作用。

2. 不良排便习惯

缺乏正常的排便习惯，未能建立起良好的排便条件反射，常数日不排便，亦可导致便秘。婴儿在3月龄起就可以进行排便训练，长期重复多次，促使小儿形成条件反射，能使其完成规律的大小便。

3. 精神因素

约20%的功能性便秘由精神因素引起，小儿环境和生活习惯突然改变，或突然的精神刺激如焦虑、抑郁等可抑制外周自主神经对大肠的支配，引起不同程度的短时间便秘。

4. 缺乏运动

适度运动可维持肌肉张力、刺激肠蠕动，有助于维持正常的排便活动。部分儿童因课业繁重，或沉溺于电脑游戏和看电视而久坐致使活动量不足，可因腹部或盆部肌肉张力减弱而导致排便困难。

5. 生理因素

小儿肠道较长，肠壁较薄，且黏膜较成人相对稚嫩，屏障功能较弱，且发育尚未完全，肌力较低，蠕动功能欠完善，造成食物在肠道停留的时间较长。

6. 遗传因素

部分患儿出生后即便秘，有家族史，可能与遗传有关。

7. 疾病和解剖结构异常

部分患儿存在直肠前突、直肠内套叠、直肠黏膜脱垂、肛门括约肌增厚等局部解剖异常，导致便秘的发生。患有某些疾病如营养不良、佝偻病、甲状腺功能低下的患儿，因腹肌张力差，肠管功能失调或肠蠕动减弱，腹肌软弱或麻痹，出现便秘症状。患有肛肠疾病，如肛裂、肛门周围炎症，使婴儿排便时肛门疼痛难忍，小儿因怕痛而不解大便，导致便秘。小儿发生便秘以后，排出的大便又干又硬，干硬的粪便刺激肛门产生疼痛和不适感，天长日久使小儿更惧怕解大便，不敢用力排便，造成恶性循环，使肠道里的粪便更加干燥，便秘症状更加严重。另有少见的便秘原因是患儿有先天性巨结肠。

8. 药物因素

部分药物会使肠道菌群紊乱，造成便秘。会引起便秘的药物，主要有以下几大类。

（1）**抗抑郁药**：如选择性 5- 羟色胺重摄取抑制剂、氟西汀或三环类的抗抑郁药，这些抗抑郁药作用于大脑神经末梢，它们同样会对肠部的神经末梢产生作用，导致便秘。

（2）**类鸦片活性肽药物**：这些药物的麻醉作用妨碍了肠部的蠕动。

（3）**钙通道阻滞剂**：可以放松血管的平滑肌，同时也会放松肠部的肌肉，使肠蠕动减缓，所以会导致便秘。

（4）**抗乙酰胆碱能药**：可以使肠部的肌肉运动减少而导致便秘。

9. 中医理论病因分析

儿童功能性便秘的病位在大肠，病因病机以先天脏腑不足所致虚损为主。虚损主要见于脾、胃、肝、肾、肺等脏腑，患者具有特定的体质。对于现代儿童，由于脾胃虚弱、各脏腑协调功能下降，加之饮食不节、饮食偏嗜，导致食积、湿阻、邪热内生，这些作为最常见的致病邪气，或单独，或组合，影响大肠的气机，同样会导致大便秘结。

（1）**脾胃虚弱**：升降失常，大肠传导无力；或脾气虚弱，清气不升，不能为胃行其津液而输于膀胱，致肠燥便秘；或胃气虚弱，浊气不降，肠道气滞而致便秘；或脾胃虚弱，饮食不节，食积、湿浊、热邪内生阻滞大肠气机也会导致便秘。

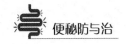

（2）**肝气瘀滞**：气滞血瘀，郁而化火，使津液受损、肠道缺水形成便秘；或肝失其用，疏泄无力，致大肠传导无力。

（3）**肾精亏虚**：肾阳虚失于温通，肾阴虚失于润泽，均可导致大肠传导不畅。

（4）**肺失宣降**：肺与大肠相表里，肺气的肃降功能直接影响到大肠，肺气失于肃降，则大肠传导失常导致便秘。

（5）**心火上炎**：心与小肠相表里，小儿常心火易亢，肾阴不足，津液耗伤，导致大便秘结。

二、诊断

1.临床表现

主要症状有排便次数减少，粪便坚硬，可有排便困难和肛门疼痛。自觉腹胀及下腹部隐痛、肠鸣及排气多。长期便秘可继发痔疮或直肠脱垂。粪便在直肠停留过久可因局部炎症而有下坠感和排便不尽感。可有精神食欲缺乏、乏力、头晕、头痛等全身症状。长期摄食不足，可发生营养不良，进一步加重便秘。严重便秘者可在干粪的周围附有肠分泌液或未成形的粪便弄脏内裤，酷似大便失禁，称之为"失禁溢出"，而小儿可能因大便次数多，甚至"腹泻"来就诊。

2.专科检查及其他检查

（1）**便秘症状筛查**：①便秘病史采集：排胎便的时间、便秘进程和程度，如排便间隔、便条的粗细和黏稠度；饮食习惯、性格与异常行为；便秘治疗方法和效果；父母的排便模式等。②体格检查：肛门位置、括约肌收缩情况（肛诊），有无肛裂；骶尾骨外形。③相关常规检查：检查甲状腺功能（T_3、T_4、TSH）及血糖以排除甲状腺功能低下、糖尿病等疾病。

（2）**专科检查**：①直肠肛管测压：直肠肛管静息压、收缩压和直肠肛门抑制反射。②腹部X线平片、钡灌肠检查：腹部X线平片主要观察肠管分布、胀气，以及是否有粪便潴留等情况。钡灌肠观察结肠的长度、形态、蠕动强度、肠腔是否扩展或狭窄、有无肿物、梗阻；测量肛直角，了解灌肠后钡剂排空或残留情况。③脊柱MRI检查：了解腰骶椎发育和是否有脊髓栓或脂肪沉积等情况，以除外神经源性便秘。

（3）**肛门直肠功能检查**：①结肠传输时间：全结肠传输时间、右半结肠传输时间、左半结肠传输时间和直肠乙状结肠传输时间。②X线动态排便造影：肛直角、肛管长度、肛尾间隙、直肠肛管交点移位和前突深度。③球囊逼出试验：检查排便动力改变，反映排便过程中肛门括约肌功能。④直肠肛管向量测压：直肠肛管静息压、收缩压、肛管高压区长度、直肠顺应性、排便感觉阈值、向量容积。⑤肛门括约肌肌电图：肛门括约肌在静止、自主收缩及受刺激时肌电位时程和幅度。⑥肛管直肠感觉检查：肛管、直肠的感觉阈值。

三、预防和治疗

1. 一般防治

（1）**健康教育**：向患儿家长解释排便的生理过程、便秘的发生机制和害处，使其了解便秘的治疗和护理，并积极参与全过程，解除患儿父母急躁及过分关注的情绪，引导患儿消除排便训练的挫败心理，排除突发事件引起的精神影响，激发患儿的正向情绪。临床治愈后再巩固数月，饮食调整应因地制宜，灵活掌握，以达到最佳疗效。

（2）**科学锻炼**：根据患儿身体状况拟定规律的运动计划，鼓励患儿进行户外活动，增加运动量，如跑步、做操等，有助于增强肠蠕动，促进排便。

（3）**饮食调理**

1）保证充分的水分摄入。适量水分的摄入是必要的，建议幼儿水分摄入量为每日1 000 mL左右，水分的需求依体重的不同而有差异。高纤维的摄入，若未搭配足量水分的摄入，反而容易引起腹胀及便秘。水分的来源包括饮料、汤品、牛奶、蔬菜及水果等。水分的摄入时间建议在餐与餐之间。另外，早上起床用餐前及晚上睡前喝水对排便都是有帮助的，清晨饮水不但可清除肠道内毒素的残留，而且能刺激胃结肠反射、润滑肠道以达到排便的目的。还可适量饮用蜂蜜水、鲜梨汁等，也有润肺通便的作用。

2）保证饮食摄入量。儿童饮食量少是一种常见现象，儿童的饮食应坚持少量多餐，充分保证食物的摄入量，副餐可以选择一些富含营养的食品，如

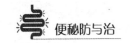

白木耳、杏仁、蜂蜜等。这些食物不仅含有优质蛋白质及脂质，还有软便润肠的作用。可将白木耳煮软剁碎做成甜羹给儿童食用；也可将杏仁磨碎加点燕麦、葡萄干，用水冲泡给儿童当饮料喝；或将蜂蜜浇在水果或蛋糕上给儿童食用。

3）调整膳食结构。尤其应注意膳食纤维的摄入。可食用木耳、海苔、海带、果干等食物，以增加食物纤维的摄入，从而促进其排便。对于婴儿则可以喂一些五谷杂粮，如煮红薯、玉米面、麦粉等辅食，对通便很有帮助。富含膳食纤维的食物包括全谷类、蔬菜类、水果类、坚果类及荚豆类等，但应注意选择水果的种类，如梨、香蕉可以促进肠蠕动，有利于改善便秘，而柿子、苹果因富含鞣酸，多吃常会加重便秘。

2. 排便训练

排便训练对防治儿童功能性便秘有较好的临床效果，是重要的非药物治疗手段。排便习惯训练方式分为"把便"、坐便盆或便器和蹲式排便。一般从出生后 3 个月开始，时间选在餐后 30 min，最好是清晨喂奶后，每次5 ~ 10 min，每天 1 ~ 2 次，此时胃结肠反射最活跃，可促进肠蠕动，连续进行 2 周至 1 个月即可养成按时排便的习惯。从婴儿能独坐以后，开始训练坐便盆排便，便盆的高度要合适，使双膝水平略高于臀部，有利于直肠韧带下降；同时，让婴幼儿学会排便用力，即呼气后屏气增加腹压来用力排便。协调肛门括约肌运动，久而久之，排便习惯逐渐养成，就可远离便秘。训练过程中要避免久蹲久坐，可以教儿童顺时针做腹部按摩，促进肠蠕动，还要保持心情愉快，消除紧张感。养成习惯后不要随意改动时间，对慢性便秘的年长儿童，应鼓励其多运动，按时上厕所，避免过度紧张，养成良好的排便习惯。此外，要注意定时排便、限时排便的训练，教会其选择适当的排便体位，蹲姿有助于腹肌收缩，增加腹内压，促进排便，使用厕所坐便器时，身体向前倾斜，若患儿较矮，应在坐便器前放置脚凳，让患儿踩着以增加髋部屈曲。另外，还可指导患儿在排便时进行环形按摩，沿结肠解剖位置从右下腹部开始由右向左环形按摩，可促使降结肠的内容物向下移动。

3. 生物反馈训练

通过生物反馈训练可纠正不正确的、无效的排便动作，包括气囊生物反馈法和肌电生物反馈法。生物反馈系列方法包括：①加强肛周肌肉力量的生物反馈训练。②改善直肠感觉阈值的生物反馈训练。③缩短括约肌反应时间的生物反馈训练。④建立肛门括约肌收缩反射的生物反馈训练。⑤改善排便动力的生物反馈训练。应根据患儿的疾病特点有针对性地选择训练方法。生物反馈训练已用于儿童功能性便秘，并有一定的心理治疗作用，已证实其对治疗慢性顽固性功能性便秘有确切的长期疗效。

4. 药物治疗

治疗儿童功能性便秘应选择不良反应小、不易产生依赖的药物，主要有容积性泻药、渗透性泻药和微生态制剂等，如小麦纤维、乳果糖、聚乙二醇等。口服小麦纤维后能增加粪便体积，降低粪便硬度，适用于任何年龄；乳果糖在小肠内不被吸收，可降低肠道内的 pH 值，刺激结肠蠕动，保持大便通畅；聚乙二醇为渗透性缓泻剂，以原形自肠道排出，可长期用药。因便秘患儿存在肠道菌群失调，致肠蠕动减慢，消化功能紊乱，微生态制剂可补充人体所需的大量生理细菌及生理代谢产物醋酸、乳酸，通过调整肠道发酵菌和其他细菌的比例，降低肠道内的 pH 值使肠道成为酸性环境，中和大便的碱性，软化大便。开塞露及温盐水灌肠等有助于解除粪便嵌顿，适用于急性便秘，但不宜长期使用。

5. 手术治疗

儿童功能性便秘早期以保守治疗为主，对于采用保守治疗的患者观察至少半年以上无效，且肛门直肠功能检查症状改变严重者，可考虑手术治疗。

6. 中医辨证治疗

儿童、青少年功能性便秘辨证论治以脾、胃、肝、肾、肺等相关脏腑为纲，补虚为主。本病多属虚证，涉及脾、胃、肝、肾、肺等脏腑，临床治疗应以补虚恢复脏腑运转，建立正常排便反射为主，切忌急于事功，滥用通便、泻下类药物。

（1）**脾气不升**：主症为便秘伴见食欲缺乏、乏力、腹胀，或但有便意却无力排便，舌淡红，苔薄白，脉无力。治则：补中益气，顺气润肠。方药：补中益气汤加枳实、陈皮。

（2）**胃气不降**：主症为便秘伴随胃脘胀满、口臭，时有嗳气或呕吐，舌

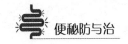

苔厚腻，右关脉滑实。治则：降逆和胃，行气通便。方药：旋覆代赭汤加炒牵牛子、炒莱菔子、炒槟榔。本型常伴有食积、湿阻、邪热内生，可加重便秘，若伴有食积，则嗳腐吞酸，矢气臭如败卵，治疗以上方加焦三仙、枳实。若伴湿邪，则分寒湿、湿热两端，共同表现为脘腹痞闷、头身困重、食欲缺乏、脉濡等，寒湿者恶寒，脘腹喜温喜按，口淡无味，舌苔白腻，脉濡缓，上方加藿香、大腹皮；湿热者口苦而黏，尿赤，舌苔黄腻，脉濡数，上方加佩兰、竹茹、通草。邪热内生者，大便燥结，面红目赤，烦热口渴，舌红、苔黄燥，脉数，上方加大黄、知母、全瓜蒌。

（3）肝阴（血）虚：主症为便秘伴胁肋隐痛，每于运动时或春、秋季加重，目涩，眩晕，倦怠。肝阴虚则舌质红，肝血虚则舌质淡红，苔薄白。治则：滋阴养血，润肠通便。方药：肝阴虚使用一贯煎，肝血虚使用四物汤，均加女贞子、郁李仁、火麻仁、陈皮、白术等。

（4）肝郁气滞：主症为便秘伴有心情抑郁，胸胁胀满，舌淡红，脉弦细。治则：疏肝解郁，行气润肠。方药：四逆散加香附、佛手、香橼、炒槟榔。

（5）肝郁化火：主症为便秘伴目赤，口苦心烦，易怒，尿黄，舌红苔黄，脉弦数。治则：疏肝降火，行气通便。方药：龙胆泻肝汤加郁金、牡丹皮、番泻叶、白芍。

（6）肾阳虚：主症为便秘伴小便清长、夜尿频数、面色青白、四肢不温、畏寒喜暖，舌质淡胖，苔薄白，脉沉弱。治则：温阳壮阳，润肠通便。方药：金匮肾气丸加郁李仁、肉苁蓉、怀牛膝、白术、炒槟榔。

（7）肾阴虚：主症为便秘伴形体消瘦、口干舌燥、腰膝酸软、颧红、五心烦热、头晕耳鸣、潮热或盗汗遗精，舌红少苔，脉细数。治则：滋阴补肾，润肠通便。方药：六味地黄汤加火麻仁、郁李仁；若阴虚火旺则加黄柏、知母、生地黄、玄参等。

7. 中药偏方治疗

方1：槟榔、沉香、炒乌药、陈皮、厚朴花、枳壳、木香各4 g，生大黄（另包，泡服）3 g。水煎服，每日1剂。治小儿便秘。

方2：香油或豆油、蜂蜜各50 g，炒鸡蛋1个。共食之，每日1～2次，连服数日。治小儿便秘。

方3：鲜桑葚挤汁，每次口服15 mL，每日3次。治小儿习惯性便秘。

方4：蒲公英全草60～90 g。水煎服。治小儿热性便秘。

方5：金银花、菊花各18 g，甘草8 g。水煎代茶饮。适用于便秘胃肠积热证。

方6：生地黄、女贞子各12 g，玄参、麦冬、石斛各9 g，生白术15 g。水煎服。适用于便秘阴津不足证。

方7：大黄、芒硝各少许，炙甘草适量。水煎后，用布包药渣暖肚脐处，大便一见，应立刻撤去。适用于热病后余毒致便秘。

方8：鲜嫩黄瓜1～2根，蜂蜜50～100 mL。先将黄瓜洗净，打碎榨汁50～100 mL，加入蜂蜜50～100 mL，混合后拌匀，每次服15～30 mL，每日2～3次，3天为1个疗程，便通即止。

方9：黄芪5 g，黑芝麻、蜂蜜各60 g。黑芝麻炒香研末，黄芪水煎取汁，调芝麻、蜂蜜饮服，每日1剂，连续3～5天。

方10：莱菔子熬水或研成末，少量喂给小孩，莱菔子可以行气化滞，起到通便的作用；或用新鲜的红薯叶，炒菜或熬水服用，也很有效。

8.药粥治疗法

方1：桃仁、松子仁、郁李仁各10～20 g，熬粥服用。

方2：酥蜜粥。酥油、蜂蜜各30 g，大米100 g。煮粥，待熟时调入蜂蜜、酥油，再煮一二沸即成，每日1剂，连续3～5天。适用于气血亏虚、肠燥便秘、大便干结难解。

方3：蔗汁蜂蜜粥。甘蔗汁100 mL，蜂蜜50 mL，大米50 g。煮粥，待熟调入蜂蜜、甘蔗汁，再煮一二沸即成，每日1剂，连续3～5天。适用于热病后津液不足、肺燥咳嗽、大便干结等。

方4：银菊粥。金银花、杭菊花各10 g，大米50 g。白砂糖适量。将金银花、杭菊花择净，水煎取汁，纳入淘净的大米煮粥，待熟时调入砂糖，再煮一二沸即成，每日1剂，连续5天。适用于热结便秘。

方5：芝麻杏仁糊。芝麻、大米各90 g，甜杏仁60 g，当归10 g。白糖适量。将前3味水浸后磨成糊状，当归水煎取汁，调入药糊、白糖，煮熟服食，

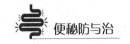

每日 1 剂，连续 5 天。适用于血虚便秘。

方 6：柏仁芝麻粥。柏子仁 10 g，芝麻 15 g，大米 50 g。将芝麻炒香研末，先将柏仁水煎取汁，加大米煮为稀粥，待熟时调入芝麻，再煮一二沸即可，每日 1 剂，连续 3 ~ 5 天。适用于肠燥便秘。

方 7：香蕉粥。香蕉 2 个，大米 50 g，白糖适量。将香蕉去皮，捣泥。煮粥待熟时调入香蕉、白糖，再煮一二沸即成，每日 1 剂，连续 3 ~ 5 天。适用于大便燥结，肺虚、肺燥咳嗽等。

方 8：首乌百合粥。何首乌、百合各 15 g，枸杞子 10 g，大枣 5 枚，大米 50 g，红花 3 g，白糖适量。将何首乌水煎取汁，同大米、百合、枸杞子、大枣等同煮为粥，待熟时调入白糖、红花，再煮一二沸即成，每日 1 剂，7 天为 1 个疗程，连续 2 ~ 3 个疗程。适用于心悸、口干少津、津亏肠燥便秘等。

方 9：猪肺粥。猪肺 100 g，大米 50 g，调味品适量。将猪肺洗净，加清水适量煮至猪肺七成熟时，取出切丁，将大米淘净，加猪肺汤、猪肺丁及清水适量煮粥，待熟后，调入葱、姜、椒、食盐、料酒等，再煮一二沸即成，每日 1 剂。适用于食欲缺乏、乏力、排便无力等。

方 10：白米 500 g，白糖 250 g，植物油 15 g，枸杞子 10 g，葡萄干 100 g。煮粥食用，适宜 3 岁以下儿童便秘食用。

附：小儿冷积便秘

因小儿为纯阳之体，临床以食积、燥热便秘较多。然而，近年来随着社会发展，膳食结构、生活方式的改变及用药的偏颇等，小儿冷积便秘（简称冷秘）的发病率呈上升趋势，但易被临床忽略。

1. 病因

该病与过食寒凉有关，随着冰箱的普及，很多孩子一年四季都可吃到冷饮。由于小儿的脾胃功能比较虚弱，饮食不知自节，寒温不会自调，最易被饮食所伤，食凉则生冷，吃热则生温，因此很容易遭受寒凉之邪，积结肠胃，从而影响到胃肠的蠕动，时间长了就会形成冷秘。另外，不少家长常给孩子吃"泻火"药，这类药是造成小儿脾胃损伤、冷秘发生的原因。

中医认为，该病的病因病机为贪食生冷，阴寒内生；或药过病所，伐伤中阳，系因消积导滞、苦寒泻下者屡屡投用，以致药过病所，伐伤中阳，脾阳失运，冷结于下，以成冷秘；肾阳不足，阴寒凝结，即素体肾阳不足者，肾失温煦，脾阳失运，阴寒凝结而成冷秘。

2. 临床表现

阳虚体质；病程长，大便间隔时间长，一般为 3 ~ 5 天，有的可达 7 天，甚有 10 天以上者；大便或如羊屎，或硬如算盘子，排出困难，小便清长；面色青白，手足欠温，喜热怕冷，腹中冷痛，舌质色淡、苔白水滑，脉沉迟，指纹淡红或淡青，不少患儿常伴反复感冒。

3. 防治

（1）一般治疗： 该病的防治首先应不可过食寒凉生冷食物，尤其是夏季，需少吃寒凉食品，如冰激凌、冰饮料等，亦不能空腹食用，宜多食粗粮、蔬菜，多饮水。可适量吃些热性食物，如核桃仁、黑豆、黑芝麻、黑木耳、小茴香、生姜、胡椒、羊肉汤、鱼汤、胡辣汤等。夏天可多吃些温中养阳的生姜，冬天多吃些生津养阴的食品，如白萝卜、鲜梨、莲菜、苹果等，以维持小儿体内的阴阳平衡，防止疾病的发生。其他的一般防治措施，如适当锻炼、养成良好的排便习惯（与儿童功能性便秘一致，详见前文），且不应滥用"清火"类的泻药。

（2）中医辨证治疗： 有学者报道治疗冷秘可从肾、脾、肺三脏辨证，用温通、缓急、宣降三法施治。

1）阴寒凝结，温通为要。大便秘结，伴见面色青白，四肢欠温，畏寒怕冷，腰冷腹凉，舌淡苔滑，脉沉迟，偏肾阳虚者，用大黄附子汤加减治之。

2）冷秘腹痛，温通缓急。大便秘结，伴见少腹挛痛，大便硬如算盘子或羊屎，腹凉喜温，舌淡苔白，脉迟缓或沉紧者，用桂枝加大黄汤加减治之。

3）下秘上治，宣而通之。大便秘结，伴反复感冒咳喘，肺失宣降者，在温通剂中加宣肺之品，方可使疗效持久。用麻黄附子细辛汤加减治之。

第二节 老年人便秘预防与治疗

便秘在老年人群中较为常见，与高龄、不良生活习惯、合并多种疾病、

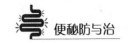

药物作用等多种因素相关，不仅严重影响老年人的生活，还可加重或诱发原有疾病，危害较大。应根据老年患者的病因，采取科学、综合的预防和治疗措施，有效防治老年人便秘，提高其生活质量。根据老年人便秘发生的特点，可将老年人便秘分为以下几类。①单纯性便秘：由个人的不良生活习惯所致，如食物过于精细而缺乏膳食纤维，导致不能有效刺激胃肠道。②功能性便秘：亦包括慢传输型便秘、排便障碍型便秘、混合型便秘。③器质性便秘：由全身性疾病及肛门、直肠等器质性疾病所致。④药物性便秘：由于长期服用泻药、抗抑郁药、镇痛药、抗酸药、利尿药、降压药等药物诱发。

一、病因分析

1. 西医对老年人便秘的认识

（1）**年龄、生理因素**：老年人的消化系统功能减退、口腔感觉功能下降、咀嚼能力下降、消化功能减弱；腺体老化，唾液腺、胃肠和胰腺的消化酶分泌减少，唾液、胃液、肠液相应分泌亦减少；结肠肌层变薄，肠道平滑肌张力减退、蠕动减慢；膈肌、腹肌、肛提肌和肠道平滑肌的肌力减退，不易协助排便；老年人直肠对容量刺激存在低敏感度，直肠顺应性变大。上述因年龄增长所导致的病理生理变化是造成老年人便秘的重要因素之一。

（2）**饮食因素**：多项研究发现，不良的饮食习惯与老年人便秘的发生关系密切，如晨起饮水者便秘的发生率低，定时、定量进餐，以及摄入蔬菜和水果多者便秘的发生率低；而没有晨起饮温开水习惯的，日饮水量低于500 mL，每天不吃水果，每天吃蔬菜种类少的老年人便秘的发生率高。

因老年人牙齿脱落，食物过于精细，缺乏膳食纤维，且食物摄入量不足，使粪便体积减小、黏滞度增加，在肠道内转运缓慢，水分被过量吸收，易导致便秘的发生。而暴饮暴食、饮酒，食生冷、辛辣、油炸等刺激性食物，偏食、饮水量偏少等，均与老年人的便秘发生相关。

（3）**不良排便习惯**：不良的排便习惯是造成老年人便秘的关键因素之一。研究发现，早晨及上午排便者便秘的发生率低，经常抑制便意者发生率高。部分老年人生活起居无规律，未形成良好的排便习惯，排便时注意力不集中，喜欢在排便时读书、看报、听广播或思考问题，会影响排便，诱发痔疮，引起或加重便秘。还有一部分卧病在床的老年患者，因不习惯在床上排便而抑制便意，导致粪便在肠道内停留时间过长，使大便秘结，发生便秘。

（4）**缺乏运动**：适量的活动可维持肌肉张力，刺激肠道蠕动，有助于维持正常的排便功能。各种原因所致的长期卧床、久坐不动、缺乏运动的老年患者，因缺少运动性刺激以推动粪便的运动，往往易患便秘。另外，老年人由于心血管、骨骼、神经系统等的衰退，使其活动受限，运动量减少，肠蠕动功能降低导致排便困难，诱发便秘的发生。

（5）**心理因素**：研究发现，伴有抑郁和焦虑的老年人便秘的发生率高于无抑郁和焦虑的人群，不良情绪与便秘的发生相关。

（6）**疾病影响**：老年人常伴有心脑血管疾病、肺心病、全身营养不良、体质衰弱等疾病，导致老年患者常久坐不动或卧床不起，均可导致便秘，甚至是顽固性便秘。亦可因前列腺肥大、尿潴留、膀胱增大致排便不畅，发生便秘。

（7）**睡眠质量**：老年人的睡眠质量亦会影响排便状况，睡眠质量差的老年人易患便秘。老年人由于大脑皮质功能减退，新陈代谢减慢，体力活动减少，所需的睡眠时间减少，会影响次日的体力和精神状态，增加了排便的困难。

（8）**药物影响**：许多老年人患有多种慢性疾病，需长期服药治疗，利尿药、镇静催眠药、抗抑郁药、阿片类镇痛药、抗胆碱类药、钙离子拮抗剂等药物均会导致便秘。另外，有的老年人长期滥用泻药，致肠壁神经感受细胞的应激性降低，甚至变性，还能降低肠道平滑肌张力，影响正常的排便反射，导致便秘的发生。

2. 中医对老年人便秘的认识

从病因病机看，老年人便秘是因年老体衰、久病亏虚，导致胃肠传导功能低下无力，粪便停聚难行；或为气机郁滞、胃肠消化障碍，通降失常，传导失职，糟粕内停，热结其中；或为肺失肃降，腑气壅滞，气化不足，大肠津液失润，以致干结不行；或为肾阴不足，肾气虚弱，津亏肠燥，运化艰涩所致。

（1）**气血不足**：因年老体虚，脾胃功能不足，气血生化无源，气虚则大

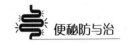

肠传导无力，血虚则津液枯竭，大肠失去濡润，从而形成便秘。

（2）**阳虚寒凝**：年老体弱，阳气不足，则阴寒内生，凝滞肠胃，致阳气不运，津液不行，肠道传导无力，形成便秘。

（3）**阴液不足**：年老体弱或久病，或服用泻下药物过多，导致津液大伤，肠道干枯，大便燥结难下。

（4）**气机郁滞**：老年之人，多忧善虑或久坐少动，致气机郁滞，腑气不通，糟粕内停而致便秘。

（5）**胃肠积热**：素体阳盛，或饮酒过度，或过食辛辣厚味，致胃肠积热，或病之后，余热未尽，耗伤津液，使肠道失润而致便秘。

二、诊断

1. 临床表现

老年人便秘的主要临床表现是排便次数减少和排便困难，排便次数每周少于2次，严重者长达2～4周才排便1次。另有老年患者主要症状以排便困难为主，排便时间可长达30 min以上，或每天排便多次，但排出困难，粪便硬结如羊粪状，且数量很少。此外，还伴有腹胀、纳食减少、排便前腹痛等症状。查体可见左下腹有存粪的肠袢，肛门指检有粪块残留。

2. 体格检查

检查腹部有无扩张的肠型、是否可触及存粪的肠袢，注意进行肛门和直肠检查，可发现有无直肠脱垂、肛裂疼痛、肛管狭窄，有无嵌塞的粪便，还可估计静息时和用力排便时肛管张力的变化。

3. 辅助检查及其他检查

（1）**胃肠 X 线检查**：胃肠钡餐检查对了解胃肠运动功能有参考价值，正常时，钡剂在12～18 h内可达到结肠脾曲，24～72 h内应全部从结肠排出，便秘时可有排空延迟。钡剂灌肠，特别是采用的结肠低张双重造影对发现便秘的病因有帮助。腹部平片能显示肠腔扩张及存留的粪便和气液平面，可确定器质性病变，如结肠癌、狭窄引起的便秘。

（2）**结肠镜及纤维乙状结肠镜**：可观察肠腔黏膜及腔内有无病变和狭窄，还可发现结肠黑变病。

（3）**肛管直肠压力测定**：可以帮助判断有无直肠、盆底功能异常或直肠感觉阈值异常。

（4）**球囊逼出试验**：有助于了解直肠及盆底肌的功能有无异常。

（5）**盆底肌电图检查**：可判断有无肌源性或神经源性病变。

（6）**结肠传输功能试验**：可诊断慢传输型便秘。

（7）**排粪造影**：有助于盆底疝及直肠内套叠的诊断。

4. **鉴别诊断**

主要与器质性疾病所致的便秘相鉴别，尤其是结肠癌。结肠癌的早期症状不明显，排便习惯的改变，如便秘、腹泻或两者交替可能是结肠癌的早期表现；便血，尤其是排便后出血是结肠癌常见的症状；可有腹部持续性隐痛，便秘与里急后重常同时存在；浸润型结肠癌易并发肠梗阻；腹部查体和肛门指诊有时可触及肿物。若老年便秘患者合并上述临床表现，粪便隐血持续阳性，肿瘤标志物增高，应高度怀疑肿瘤，必须行肠镜等辅助检查确诊。

三、便秘的危害

1）老年人便秘时的排便困难、粪便干燥，可直接引起或加重肛门直肠疾患如直肠炎、肛裂、痔等。

2）便秘时，粪便滞留，有害物质吸收可引起胃肠神经功能紊乱而致食欲缺乏、腹胀、嗳气、口苦、肛门排气等表现。

3）便秘可导致肠内致癌物质长时间不能排出，增加患结肠癌的危险。

4）便秘造成排便时过度用力，使腹压增加，且屏气排便易诱发心脑血管疾病，如心绞痛、心肌梗死、脑出血、脑卒中、猝死等。

四、预防与治疗

解除老年人便秘应当首先考虑非药物方法。治疗应采取综合措施，以缓解症状、恢复规律排便习惯为治疗目的。多遵循以下治疗原则：①个体化治疗；②早期治疗；③综合治疗；④避免滥用泻药。

1. **饮食结构调整**

适当调整饮食内容，首先要注意饮食的量，只有足够的量才能刺激肠蠕

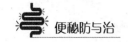
动，使粪便正常通行和排出体外。增加富含纤维素的蔬菜、水果，纤维素补充量为 10 g/d，但具体有效剂量因人而异。主食中的燕麦、玉米、全麦面包纤维素含量多，蔬菜中的大豆、花生、萝卜、南瓜等含有很高纤维素，肉类中的牛肉，尤其是红牛肉含有较多肌纤维。纤维素有亲水性，能吸收水分，使食物残渣膨胀并形成润滑凝胶，能加快肠蠕动而推动粪便，其过程有利于产生便意和排便反射。老年人易发生低钙、低钾等电解质紊乱，要注意补充缺乏的电解质。适量饮蜂蜜，有助于便秘的预防。再者，要多喝水，每日饮水 700 ~ 1 000 mL，排便效果较好，特别是早饭前或起床后喝一杯水有轻度通便作用。

2. 良好的排便习惯

可制订按时排便表，尽可能调整在每日早餐后 0.5 h 或 1 h 排便，因早餐后易引起胃结肠反射，此时训练排便，易建立条件反射。即使无便意，也应坚持每日定时去厕所蹲 10 ~ 15 min，日久便可建立定时排便的习惯。一旦有便意时就应如厕排便，任何情况下都不要克制和忍耐。但每次试图排便不可持续时间太长，长时间用力，不仅可诱发痔疮，甚至还可能加重原有病情。

3. 积极锻炼身体

适度的体力活动，可增加食欲，增强膈肌、腹肌、肛提肌张力，提高排便动力，预防便秘。运动量、运动次数可根据自身体力等情况而定。可每日做健身操、练太极拳、步行等，运动量不需太大，但贵在坚持。要有意识地做增强腹部肌肉和骨盆肌肉张力的锻炼，尤其是腹肌锻炼，还可用排便动作锻炼肛提肌的收缩。长期卧床的患者可自己做仰卧起坐、平卧抬腿及抬高臀部等床上运动。

4. 心理治疗及生物反馈治疗

1）对由焦虑或抑郁引起的便秘应用心理辅导、心理疗法和精神药物治疗有较好的疗效。

2）生物反馈是治疗便秘的新方法，主要用于治疗出口梗阻型便秘，是通过工程技术手段，把一些不被人所感知的生理及病理性活动转化为声音、图像等可被感知的形式，训练患者做排便动作，直至其趋于正常。生物反馈治疗不仅影响盆底肌的状况，而且能通过影响神经通路影响大脑对肠道功能的调控，主要表现为支配肠道的神经递质活性水平升高，同时通过治疗师与患者之间的交流达到一定的心理治疗作用。文献报道生物反馈的疗效显著优于缓泻剂。

5. 中药治疗

现代中医将便秘分为实秘、虚秘。老年功能性便秘以虚证为主。功能性便秘的发病不但与大肠相关，而且与脾、肾、肝、肺等脏腑功能息息相关，临床最常见证型为肠道气滞、阴虚肠燥、脾气虚弱和肾阳亏虚证。其中肠道气滞证可见"气机郁滞"在本病中占据主导地位，符合古代中医对便秘的病机特点的记载，大肠传糟粕，其传导功能离不开气机的升降出入这一生理特点。同时，气机的正常升降，又与其他脏腑功能密切相关。

（1）热秘

临床特点：大便干结，状如羊粪；身热面红，恶热喜凉，渴喜冷饮；腹胀不适，甚或脘腹胀痛；口干唇焦，口臭，或口舌生疮及发生皮疹，小便黄赤；舌质红，苔黄，脉数有力或滑数等。

治法：泻热导滞，润肠通便。

治疗：

1）麻子仁丸

组方：麻子仁、芍药、枳实、大黄、杏仁、厚朴等。

功用与主治：润肠通便，清解胃肠燥热。适用于肠胃积热型急性便秘。

用法：药为末，炼蜜为丸，每次9g，每日1～2次，温开水送服。

2）新清宁片

组方：为熟大黄经加工制成的片。

功用与主治：清热缓下。适用于肠胃积热型急性便秘。

用法：口服，一次3～5片，每日3次，必要时可适当增量。学龄前儿童酌减或遵医嘱；用于便秘，临睡前服5片，每日1次。

3）三黄片

组方：黄芩、大黄、黄柏。

功用与主治：清热、泻火、通便。适用于肠胃积热型急性便秘。

用法：口服4片，每日2次。小儿酌减。孕妇忌服。

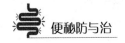

4）番泻叶冲剂

组方：番泻叶。

功用与主治：通便，泻热，行滞。适用于肠胃积热型急性便秘。

用法：开水冲服，每次 10 g，每日 2 次。孕妇和糖尿病患者慎用，完全性肠梗阻患者禁用。

（2）气秘

临床表现：大便干结，或不甚干结，欲便不得出，或便而不爽，肠鸣矢气，腹中胀痛，嗳气频作，纳食减少，胸胁苦满，舌苔薄腻，脉弦。

治法：行气导滞。

治疗：

1）通便消痤胶囊

组方：大黄、枳实、芒硝、西洋参、白术、小红参、肉苁蓉、荷叶等。

功用与主治：通便排毒，益气活血。适用于气机郁滞型急性便秘。

用法：口服，每次 1～6 粒，每日 1～2 次，并根据大便情况酌情增减药量，最好在医生指导下服用。

2）舒气丸

组方：大黄、槟榔、青皮、苍术、陈皮等。

功用与主治：消气破滞，理气止痛。适用于气机郁滞型急性便秘。

用法：口服，每次 4～5 g，每日 1～2 次。脾胃虚弱，大便溏薄者及孕妇忌服。用药期间忌食生冷过硬食物。

3）通幽润燥丸

组方：枳壳（去瓤麸炒）、桃仁（去皮）、苦杏仁（去皮炒）、熟地黄、槟榔、甘草、木香、红花等。

功用与主治：清热活血，润肠通便。适用于气机郁滞型急性便秘。

用法：口服，每次 1 丸，每日 2 次。年老体弱者慎服。孕妇忌用。

4）六磨汤

组方：槟榔、沉香、木香、乌药、大黄、枳壳等。

功用与主治：理气破滞。适用于气机郁滞型急性便秘。

用法：六味，各用水磨取汁 75 mL 和匀，温服。

（3）**阴虚肠燥**

临床表现：大便干结，如羊屎状，形体消瘦，头晕耳鸣，两颧红赤，心烦少眠，潮热盗汗，腰膝酸软，舌红少苔，脉细数。

治法：滋阴通便。

治疗：

1）增液汤

组方：玄参 30 g，麦冬 24 g（连心），细生地 24 g。

功用与主治：增液润燥。适用于阳明温病，数日不大便，其阴素虚，不可用承气汤者。

用法：药用水 1 600 mL，煮取 600 mL，口干则与饮令尽。不大便，再服。

2）益胃汤

组方：沙参 9 g，麦冬 15 g，冰糖 3 g，细生地 15 g，玉竹（炒香）4.5 g。

功用与主治：养阴益胃。适用于阳明温病，胃阴损伤证。

用法：以水 5 杯，煮取 2 杯，分 2 次服，渣再煮 1 杯服。

3）六味地黄丸

组方：熟地黄、山茱萸（制）、山药、牡丹皮、茯苓、泽泻。

功能与主治：滋阴补肾。适用于肾阴虚型便秘。

用法：口服，一次 8 丸，一日 3 次。

（4）**血虚肠燥**

临床表现：大便干结，面色无华，头晕目眩，心悸气短，健忘，口唇色淡，舌淡苔白，脉细。

治法：养血润燥。

治疗：

1）五仁润肠丸

组方：地黄 20 g，当归 15 g，火麻仁 15 g，大黄（酒蒸）9 g，肉苁蓉（酒蒸）9 g，陈皮 10 g，桃仁 9 g，柏子仁 6 g，郁李仁 6 g，松子仁 6 g。

功用与主治：补血润燥，活血通便。适用于血虚肠燥型慢传输型便秘。

用法：水煎服，每日 1 剂，早晚分服。

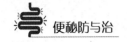

2）四物汤加味

组方：熟地黄 20 g，白芍药 15 g，当归 15 g，川芎 15 g，桃仁 9 g，红花 6 g。

功用与主治：养血清热，滋阴通便。适用于血虚肠燥型慢传输型便秘。

用法：水煎服，每日 1 剂，分两次服。

（5）脾气虚弱

临床表现：大便并不干硬，虽有便意，但排便困难，用力努挣则汗出气短，便后乏力，面白神疲，肢倦懒言，舌淡苔白，脉弱。

治法：益气润肠。

治疗：

1）四君子汤

组方：人参、白术、茯苓各 9 g，甘草 6 g。

功用与主治：益气健脾，适用于脾胃气虚证。

用法：水煎服，每日 1 剂，早晚分服。

2）黄芪汤

组方：生黄芪 15 g，麻仁 15 g，白蜜 10 g，陈皮 15 g。

功用与主治：益气润肠。适用于脾胃气虚证。

用法：水煎服，每日 1 剂，早晚分服。

3）补中益气汤

组方：黄芪 18 g，炙甘草 9 g，人参 6 g，当归 3 g，橘皮 6 g，升麻 6 g，柴胡 6 g，白术 9 g。

功能和主治：补中益气，升阳举陷。适用于脾虚气陷证。

用法：水煎服，每日 1 剂，早晚分服。

（6）肾阳亏虚

临床表现：大便干或不干，排出困难，小便清长，面色㿠白，四肢不温，腹中冷痛，腰膝酸软，舌淡苔白，脉沉迟。

治法：温阳通便。

治疗：

1）济川煎

组方：当归15 g，牛膝6 g，肉苁蓉9 g，泽泻4.5 g，升麻1.5 g，枳壳3 g。

功用和主治：温肾益精，润肠通便。主治肾阳虚弱，精津不足证。

用法：水煎服，每日1剂，早晚分服。

2）温脾汤

组方：大黄15 g，当归9 g，干姜9 g，附子6 g，人参9 g，芒硝9 g，甘草6 g。

功用和主治：攻下冷积，温补脾阳。适用于阳虚寒积证。

用法：水煎服，每日1剂，早晚分服。

3）半硫丸

组方：半夏、硫黄。

功用和主治：温肾通便。适用于老年阳虚便秘。

用法：口服，一次3～6 g，一日2次。

4）大黄附子汤

组方：大黄9 g，附子10 g，细辛6 g。

功用和主治：温阳散寒，通便止痛。适用于阳虚寒结，大便秘结。

用法：用水500 mL，煮取200 mL，体质强壮者煮取250 mL，分3次温服，间隔1 h左右。

6.食疗药膳调养

（1）番泻叶

功效与主治：泻热行滞，通便利水。适用于肠胃积热型急性便秘。

适宜用量：干品2～6 g。

禁忌：孕妇及年老体弱、脾胃虚寒、久病体弱者即使发生了便秘，也应禁用或慎用番泻叶。此外，番泻叶治标不治本，只适用于急性便秘，不适用于慢性便秘，且番泻叶不能长期大量服用。

1）番泻叶粥

材料：摘取带叶柄的鲜嫩番泻叶10 g，粳米50 g，白糖适量。

做法与用法：番泻叶洗净后，放入锅中，加水800 mL，煮沸10 min后，去叶取水，加入洗净的粳米煮粥，待粥熟时，加入适量白糖调味。成人首次

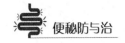

温服 500 ~ 600 mL，儿童应酌减，8 h 后未解大便者可重服 1 次。

功效：泻热行滞，通便利水。

2）番泻叶烧香菇

材料：水发香菇 250 g，番泻叶 10 g，植物油 10 g，盐、味精少许。

做法与用法：香菇、番泻叶洗净，沥水。起油锅加香菇、番泻叶翻炒，并加入少许盐、味精调味，即可装盘。

功效：泻热，行滞，通便。

3）番泻叶苦瓜粥

材料：苦瓜 100 g，嫩番泻叶 10 g，粳米 30 g，白糖适量。

做法与用法：将苦瓜洗净、切片，下锅煮开，倒入粳米煮粥，粥熟后加番泻叶稍煮片刻，加入适量白糖即可。

功效：清热，去火，通便。

4）番泻叶芒硝饮

材料：番泻叶 10 g，芒硝 5 g。

做法与用法：以上两味加适量清水煮沸，滤渣即可服用。

功效：清肠胃热，泻下导滞。

5）番泻叶蛋花汤

材料：番泻叶 10 g，鸡蛋 1 个，盐、味精各少许。

做法与用法：将番泻叶洗净，备用。将鸡蛋打碎，放入煮沸的汤锅中，用大火煮至沸，加入番泻叶，改用小火煮 30 min，加入盐、味精各少许，拌和均匀即可。

功效：清热，通便。

6）番泻叶清炒丝瓜

材料：番泻叶 5 g，丝瓜 100 g，植物油 15 g，白糖适量，盐、味精少许。

做法与用法：①丝瓜去皮、切片、洗净；将番泻叶洗净、改小块待用。②锅置火上，放油烧至七成热，下入丝瓜略炒，后加番泻叶，加入盐、味精、白糖翻炒几下，起锅装盘即成。

功效：清热，凉血，通便。

7）瓜皮番泻叶汤

材料：西瓜皮 50 g，番泻叶 10 g。

做法与用法：将西瓜皮洗净，置砂锅中，加水煎汁。后加入番泻叶稍煎片刻起锅即可。

功效：泻水通便，清热攻积。

8）番泻叶田鸡汤

材料：田鸡 250 g，番泻叶 5 g，盐少许。

做法与用法：将田鸡活杀，去皮、内脏、头爪，然后洗净；番泻叶洗净。将田鸡、番泻叶一齐放入砂锅内，加适量清水，大火煮沸，小火煮 1 h，加盐调味即成。

功效：清热，通便。

9）番泻叶牵牛子粥

材料：番泻叶 10 g，牵牛子 6 g，粳米 50 g。

做法与用法：番泻叶、牵牛子、粳米分别洗净。把番泻叶、牵牛子放入砂锅内加水适量，用大火烧开，再用小火煎 1 h 后取药汁和粳米煮粥，每日 1 次，可食 1 周。

功效：清肠胃实热，通便。牵牛子泻下能力颇强，适用于肠胃实热壅滞，大便不通。

10）番泻叶黄瓜粳米粥

材料：番泻叶 5 g，黄瓜 100 g，粳米 100 g，冰糖适量。

做法与用法：放粳米于砂锅中，加水适量煮至粥稠，入番泻叶及冰糖，再煮片刻。每日早晚各服 1 次。

功效：清热，泻下。

（2）芒硝

功效与主治：泻热通便，润燥软坚，清火消肿。适用于肠胃积热型急性便秘。

适宜用量：6 ~ 15 g，常以开水溶化后服用。

禁忌：若用量过多，则有可能出现腹泻、恶心等表现，体质较弱者，如孕妇及月经期、哺乳期妇女应慎用。对普通人来说，芒硝也不可长期使用，

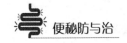

可以在大便正常一段时间后逐渐减量至停止使用。

1）芒硝赤豆粥

材料：芒硝 10 g，赤小豆 30 g，鲜紫苏叶 10 g，大米 100 g，鲜车前草 15 g，红糖少许。

做法与用法：先将大米、赤小豆洗净，加水 800～1 000 mL 旺火煮，沸后加入芒硝及洗净的紫苏叶和车前草，慢火再煮至大米烂熟，去车前草后分 2 次吃。可酌加红糖调味。

功效：清热，利湿，通便。

2）芒硝莲子粥

材料：芒硝 6 g，黄芪 20 g，莲子 20 g，山药粉 30 g，枸杞子 10 g，食盐或红糖少许。

做法与用法：上药加水适量，煮成两碗粥，每日分 2 次吃。无水肿者加少许食盐，水肿者加少许红糖调味。

功效：清热，养心安神，通便。

3）芒硝葵子汤

材料：芒硝 5 g，冬葵子 15 g。

做法与用法：冬葵子洗净用纱布包好，将芒硝、冬葵子一齐放入砂锅内，加清水适量，先用武火煮沸，后改用文火煲 2 h 调味供用。

功效：行水滑肠，清热通便。

4）芒硝茶

材料：芒硝 5 g，蜂蜜少许。

做法与用法：芒硝用沸水冲泡，加蜂蜜调匀作茶饮。

功效：清热，润肠，通便。

5）芒硝苦瓜薏苡仁粥

材料：苦瓜 100 g，薏苡仁 50 g，芒硝 5 g。

做法与用法：薏苡仁洗净，浸泡 3 h，苦瓜去瓤、洗净、切片。将薏苡仁、芒硝同煮粥，粥将熟时放入苦瓜即可。

功效：清热，凉血，泻下。

6）芒硝大枣粥

材料：赤小豆、花生米各 50 g，大枣 25 g，芒硝 5 g。

做法与用法：将赤小豆、花生米、大枣洗净后，用清水浸泡 2 h，浸泡的水不用换，直接下锅，熬粥喝，开始用大火煮，煮 10～30 min，加入芒硝，改用文火煮 1 h，烂成粥最好（如枣去核烂得更快），食量不限。

功效：调理气血，行气导滞。

7）芒硝陈皮茶

材料：生山楂 10 g，陈皮 5 g，芒硝 6 g。

做法与用法：将各药晒干研为细末，混合均匀，以上药末放入开水瓶，冲入沸水加塞，泡约 10 min 后即可饮用。以此代茶，日用 1 剂，水饮完后可再加开水浸泡。连服 3～4 个月。

功效：消食导滞。

8）芒硝胡芦巴汤

材料：芒硝 10 g，胡芦巴 10 g。

做法与用法：以上药用水煎汤即成。每日 2 次，早晚服用。

功效：健脾利湿，泻下通便。

9）芒硝冬瓜皮汤

材料：芒硝 10 g，冬瓜皮 100 g，白糖适量。

做法与用法：将冬瓜皮洗净，和芒硝一起入锅中，加适量水，煮烂后加入白糖溶化即成。

功效：泻热通便。

10）芒硝菊花绿豆汤

材料：芒硝 10 g，菊花 20 g，绿豆 60 g。

做法与用法：将菊花洗净、入锅，加适量清水，煎煮 30 min，加芒硝，稍煮，去渣取汁，与洗净的绿豆同入锅中，用小火煮至绿豆熟烂即可。

功效：泻下通便，清肝解郁。

（3）枳实

功效与主治：化痰散结，破气消积，适用于气机不畅型便秘。

适宜用量：3～6 g。

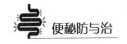

禁忌：脾胃虚弱者及孕妇慎用。

1）枳实山药炖乳鸽

材料：枳实 3 g，山药 30 g，乳鸽 300 g，香油 5 g，盐、味精少许。

做法与用法：将乳鸽宰杀，去毛皮及内脏，洗净。将枳实、山药洗净后切片，与乳鸽共入炖锅中，加适量水，隔水蒸 2 h，加盐、味精、香油等调味品即成。

功效：补益肺脾，行气导滞。

2）枳实郁金灵芝饮

材料：枳实 30 g，灵芝、茯苓各 15 g，郁金 10 g，茶叶 6 g。

做法与用法：将上述四味水煎取汁，煮沸后浸泡茶叶。

功效：疏肝解郁，破气消积。

3）枳实荠菜玉米粥

材料：枳实 3 g，鲜荠菜 150 g，玉米粉 50 g，粳米 100 g。

做法与用法：枳实洗净、烘干研末。将鲜荠菜拣去杂质、洗净，连根、茎切碎，剁成荠菜细末泥，备用。将粳米淘洗干净，放入砂锅，加水适量，大火煮沸后，改用小火煨煮 30 min，调入荠菜细末泥、枳实粉及玉米粉，拌和均匀，继续用小火煨煮至粳米酥烂即成。

功效：宽中理气，破气消积。

4）山药枳实饭

材料：怀山药 50 g，枳实 10 g，大米 100 g。

做法与用法：将怀山药、枳实和大米用清水淘洗干净以后，装进一个小碗里，再加入适量的清水，上锅用中火蒸 20 min，香喷喷的山药枳实饭就可以食用了。

功效：补气行气，导滞通便。

5）加味枳实粥

材料：薏苡仁（薏米）30 g，糯米 30 g，赤小豆 15 g，鸡内金末 9 g，生枳实 20 g，茯苓 20 g。

做法与用法：枳实、茯苓洗净，加水适量，煮 20 min 去渣取汁；糯米、薏米、赤小豆洗净，用清水浸泡 2 h。将薏米、赤小豆放入锅中，加水煮 30 min，加入鸡内金末、糯米和药汁，小火煮成粥即可。

功效：消食，化积，通便。

6）枳实洋参丝瓜汤

材料：枳实 30 g，西洋参片 3 ~ 4 片，丝瓜 200 g。

做法与用法：丝瓜切成小块或小片，加入枳实、西洋参及清水 300 mL，煎煮 20 min 左右。

功效：清热利湿，行气导滞。

7）枳实蒸鹌鹑

材料：枳实 10 g，鹌鹑 2 只，清汤 250 g，胡椒粉 2 g，盐少许。

做法与用法：将洗净的鹌鹑入沸水中焯约 1 min，捞出待用。枳实用湿布擦净，切成薄片，分放于鹌鹑腹内，再把鹌鹑放在蒸碗内，注入清汤后，用湿绵纸封口，上笼蒸约 30 min。取出鹌鹑，原汁中加盐、胡椒粉调味，再将鹌鹑置于碗内，即可食用。

功效：补益气血，行气通便。

8）枳实白术粥

材料：生枳实、白术各 15 g，当归、泽泻、白芍各 12 g，柴胡、枳壳、鸡内金各 9 g，粳米 100 g，冰糖少许。

做法与用法：先以上述诸药加水适量，煎取浓汁去渣后，再与粳米一同加入锅中煮至粥熟，加冰糖少许和匀即可服用。

功效：益气健脾，疏肝行气，导滞。

9）玫瑰花枳实茶

材料：玫瑰花瓣 2 ~ 5 g，枳实 10 g。

做法与用法：将玫瑰花瓣和枳实置茶杯内，用沸水冲泡，加盖片刻，代茶。每日 1 剂，2 ~ 3 周为 1 个疗程。

功效：行气活血，破积通便。

10）枳实菊花汤

材料：枳实 12 g，菊花 3 g，白糖少许。

做法与用法：枳实、菊花加水煎，再入白糖少许，去渣饮汤，每日 1 次。

功效：清热利湿，破积导滞。

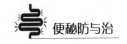

（4）陈皮

功效与主治：理气调中，疏肝健脾，导滞消积。适用于气机郁滞型慢传输型便秘。

适宜用量：3 ~ 9 g。

禁忌：气虚证、阴虚燥咳、吐血证及舌赤少津、内有实热者慎服。

1）陈皮大枣茶

材料：陈皮 3 g，大枣 10 g。

做法与用法：将陈皮、大枣洗净，放入较大的有盖杯中，用沸水冲泡，加盖，闷 15 min 后可开始饮用。

功效：理气化痰，行气通便。

2）陈皮山药粥

材料：陈皮 6 g，山药 100 g，冰糖适量。

做法与用法：将山药洗净、切片。把陈皮放入砂锅内煎汁，去渣取汁，放入山药煮粥，粥将熟时，加入冰糖，再煮一二沸即可食。

功效：消积散结，行气化湿。

3）牛肉陈皮粥

材料：牛肉 50 g，陈皮 5 g，粳米 50 g，盐少许。

做法与用法：先把陈皮放入砂锅内煎汁，去渣取汁，放入牛肉、粳米煮粥，粥将熟时，加入盐调味即可食。

功效：健脾益气，利湿化滞。

4）桃仁陈皮粥

材料：桃仁 10 g，陈皮 15 g，粳米 50 g。

做法与用法：将桃仁与陈皮一起放入砂锅中煎汁，去渣取汁，放入粳米煮粥，煮粥至熟即可。

功效：活血化瘀，行气导滞。

5）苏叶陈皮蜜茶

材料：苏叶 10 g，蜂蜜 10 g，陈皮 5 g。

做法与用法：取以上 3 味用温水冲泡作茶饮。

功效：疏肝理气，润肠通便。

6）党参陈皮粥

材料：党参 10 g，陈皮 5 g，茯苓 10 g，粳米 60 g。

做法与用法：将党参、陈皮、茯苓洗净，全部倒入砂锅中，加适量清水，大火烧开，再用小火煎 30 min，去渣。粳米淘洗干净，加入药汁中煮成粥即可食用。

功效：调理冲任，宽中理气，化湿导滞。

7）双皮薏苡仁粥

材料：冬瓜皮 50 g，菊花 5 g，陈皮 5 g，薏苡仁（薏米）30 g。

做法与用法：将薏米洗净，浸泡 3 h。将冬瓜皮洗净，与菊花、陈皮、薏米一同入锅，加适量清水，用旺火烧开，再转用小火熬煮成稀粥。

功效：化痰利湿，健脾益气，行气导滞。

8）陈皮海带粥

材料：海带、粳米各 100 g，陈皮 10 g，白糖适量。

做法与用法：将海带用温水浸软，换清水漂洗干净，切成碎末；陈皮用清水洗净。将粳米淘洗干净，放入锅内，加水适量，置于火上，煮沸后加入陈皮、海带，不时地搅动，用小火煮至粥成，加白糖调味即可。

功效：滑肠通便，宽中理气。

9）黄瓜陈皮粥

材料：陈皮 5 g，黄瓜 100 g，粳米 50 g，盐少许。

做法与用法：黄瓜洗净、切片。将陈皮洗净、煎汁去渣，加适量水，和粳米一同煮粥，粥熟后加入黄瓜、盐即成。

功效：疏肝理气，宣肺化痰。

10）白术陈皮煲鲈鱼

材料：白术 40 g，陈皮 10 g，鲈鱼 1 条（约 500 g），植物油 20 g，盐少许。

做法与用法：白术、陈皮稍浸泡，洗净；陈皮去瓤；鲈鱼宰杀，洗净，可用植物油煎至微黄；将白术、陈皮、鲈鱼放进瓦煲内，加入 2 500 mL 清水（约 10 碗量）；武火煲沸后，改为文火煲约 1.5 h，调入适量食盐便可。此量可供 3 ~ 4 人饮用。

功效：健脾开胃，行气导滞。适合因进食过少引起的气机瘀滞型急性便

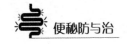

秘。

（5）阿胶

功效与主治：补血，止血，滋阴润燥。适用于血虚肠燥型慢传输型便秘。

适宜用量：入汤剂 5 ~ 15 g，用前烊化 (先用温水融化)。

禁忌：本品性滋腻，胃弱便溏者慎用。

1）西胶饮

材料：西瓜 500 g，阿胶 10 g。

做法与用法：将西瓜瓤切成小块，榨出西瓜汁，阿胶洗净放入锅中，加入清水 500 mL。煮沸，去渣取汁，再将西瓜汁倒入，混匀，冷却后服用。

功效：增液，补血，润燥。

2）瓜皮阿胶赤小豆汤

材料：西瓜皮、赤小豆各 50 g，阿胶 15 g。

做法与用法：将西瓜皮、赤小豆洗净置砂锅中，加水煎汁，去渣，最好加入烊化的阿胶，再用大火煮几分钟即可。

功效：补血，燥湿，生津。

3）阿胶鸡蛋羹

材料：阿胶 5 g，黑木耳 20 g，银耳 20 g，鸡蛋 4 个 (去黄)，竹笋 20 g，菠菜 20 g，生粉 10 g，盐、味精少许。

做法与用法：把竹笋切成薄片，菠菜切成段，备用。笋片、黑木耳和银耳一起放入开水里焯一下，沥水，备用。蛋清和生粉加适量水搅拌均匀。锅中加适量水烧开，将蛋清和生粉的混合液缓缓加入并搅拌，再加入烊化的阿胶、竹笋、菠菜、黑木耳、银耳，最后加少许盐、味精搅匀，待凉即可食用。

功效：养血补气，润肠通便。

4）阿胶生鱼汤

材料：阿胶 9 g，枸杞子 15 g，生鱼 500 g，盐少许。

做法与用法：生鱼洗净去鳞及内脏。将盐抹在生鱼上，放入枸杞子，加水 1 000 mL。将盛装生鱼的碗锅置武火上烧沸，加入烊化的阿胶，再用文火炖熬半小时即成。

功效：益气养血，燥湿导滞。

5）阿胶银耳羹

材料：阿胶 8 g，银耳（泡发好的）50 g，枸杞子 15 g，白糖适量。

做法与用法：阿胶加水及少许黄酒先煎溶化。枸杞子及已溶阿胶膏汁同煮约 5 ~ 10 min。银耳切碎，入砂锅中煎煮半小时，再倒入枸杞子、阿胶加白糖调味即可。

功效：补肾养阴，补血健脾，和营活血，软坚散结。

6）凌霄花阿胶粥

材料：凌霄花、阿胶各 9 g，糯米 50 g，蜂蜜适量。

做法与用法：先将凌霄花加水煎汁，去渣取汁，加入糯米同煮成粥，最后加入烊化好的阿胶和蜂蜜即可。

功效：补益气血，润燥通便。

7）阿胶炖鸭肉

材料：鸭肉 250 g，阿胶 12 g，盐少许。

做法与用法：鸭肉洗净，切块；阿胶打碎。把全部用料放入砂锅，加开水适量，加盖，用文火炖约 3 h，用盐调味即可。

功效：凉血，补血，润燥。

8）苹果阿胶粥

材料：苹果 100 g，粟米 100 g，阿胶 10 g，白糖适量。

做法与用法：苹果剁泥糊。粟米入砂锅，加水大火煮沸后，改小火煨煮 30 min。另起锅入阿胶，加水中火煮沸，待阿胶完全烊化兑入粟米粥中，加苹果泥糊拌匀，加白糖调味即可。

功效：润燥生津，通便导滞。

9）大枣阿胶麻仁粥

材料：大枣 20 枚，阿胶粉 20 g，火麻仁 10 g，粳米 100 g。

做法与用法：将大枣洗净，去核；粳米淘洗干净。锅置火上，放入清水、大枣、火麻仁、粳米，用文火煮粥，粥成调入阿胶粉，溶化即成。

功效：润肠通便，养血止血。

10）阿胶萝卜炖鸭

材料：鸭肉 500 g，阿胶 50 g，萝卜 200 g，料酒 15 g，盐、味精各少许，

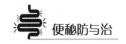

清汤适量。

做法与用法：鸭子宰杀后，除去内脏，去尽残毛，再氽去血水，搓尽汗皮，剁成块；萝卜洗净，切成条状；阿胶掰成小块待用。炖锅中倒入清汤，下入鸭块、萝卜条、料酒，烧沸。打尽浮沫，大火炖约 30 min 后转小火。熬至鸭肉离骨时放入阿胶，熬化后，加盐、味精调味，起锅即成。

功效：益气健脾，补血导滞。

（6）当归

功效与主治：补血活血，调经止痛，润肠通便。适用于血虚肠燥型便秘。

适宜用量：5 ～ 15 g。

禁忌：湿盛中满、大便溏泻者忌服。

1）归参鳝鱼羹

材料：当归尾 15 g，党参 15 g，黄鳝 500 g，盐、味精少许。

做法与用法：将黄鳝收拾干净，去骨及头尾，切段；当归尾、党参洗净，装入纱布袋中扎好口。将鳝段放入锅内，放入盐，加水适量，大火烧开后撇去浮沫，再用小火炖 1 h，捞出药袋，加入味精即可。

功效：补血益气，润肠通便。

2）天冬桂圆栗子粥

材料：天冬 30 g，当归 10 g，黄芪 10 g，川芎 10 g，桂圆肉 15 g，栗子肉 50 g，粳米 100 g。

做法与用法：将天冬、当归、黄芪、川芎洗净，加水煎汤，去渣取汁；粳米用水浸泡 20 min。将粳米、药汁放入锅中，加适量清水，再放入桂圆肉和栗子肉，烧开后用小火煮 30 min 即可。

功效：益气活血，润肠导滞。

3）四味鹌鹑蛋羹

材料：鹌鹑蛋 10 个，海米 5 g，红参 5 g，当归 5 g，肉桂 5 g，丹参 5 g。香油适量，盐少许。

做法与用法：将红参、当归、肉桂、丹参洗净，放入砂锅，加适量水煎成药汁。将鹌鹑蛋打入碗内，加入药汁，放入海米、盐、香油搅拌均匀，上锅大火蒸 5 min 即可。每日 1 次，7 ～ 10 日为 1 个疗程。

功效：养血补血，润肠通便。

4）黄芪当归猪肉汤

材料：黄芪 30 g，大枣 5 枚，当归 10 g，枸杞子 10 g，猪瘦肉 100 g。料酒 5 g，盐适量。

做法与用法：猪瘦肉洗净，切片，放料酒腌制 10 min；黄芪、当归、枸杞子、大枣洗净，大枣去核。将所有原料放入锅中，加入适量清水，大火烧开后转小火煮 30 min，再煮 5 min 关火，拣去黄芪、当归，加盐调味即可。

功效：补气养血，润肠通便。

5）归芪瓜络蒸鸡

材料：当归 20 g，炙黄芪 100 g，丝瓜络 15 g，净鸡 1 只（约 700 g）。葱段、姜片各 5 g，香油适量，盐少许。

做法与用法：将鸡洗净，放入锅中，加水烧开余透，捞出冲净沥干；当归、黄芪、丝瓜络洗净。将当归、黄芪、丝瓜络装入鸡腹中，将鸡腹部向上放在汤盆中，摆上葱段姜片，加入适量清水、盐，加盖盖好，上锅蒸约 2 h 取出，淋上香油即可。

功效：养血，通络，通便。

6）麻仁当归煲鸡蛋

材料：火麻仁 10 g，当归 15 g，鸡蛋 150 g。

做法与用法：将火麻仁去杂，与当归一起放入水中洗净，用清水 3 碗煎至 1 碗，用纱布滤清；鸡蛋煮熟去壳，用牙签扎数个小孔，加入药汁煮半小时，吃蛋，饮汤。

功效：养血润肠，益气通便。

7）当归猪腰

材料：猪腰子 500 g，当归 10 g，党参 10 g，山药（干）10 g，酱油 10 g，香油 2 g。

做法与用法：将猪腰切开，洗净；将当归、党参、山药装入纱布袋内，系紧，一同放入锅内，加水适量。待猪腰煮熟，捞出冷却后，切成薄片盛盘；将酱油、香油等拌匀淋上即可。

功效：补益气血，润肠通便。

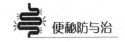

8）当归粥

材料：当归 20 g，粳米 55 g，大枣（鲜）20 g，白砂糖 10 g。

做法与用法：将当归洗净后放入砂锅内，用温水约 600 mL 浸泡 10 min，在火上煎熬 2 次，每次煮沸后再慢煎 20 ~ 30 min，大枣浸泡洗净。粳米淘洗干净。将粳米、大枣、白砂糖同入锅中，加入药汁，加水适量，煮粥即可。

功效：益气补血，通便润燥。

9）熟地当归羊肉汤

材料：羊肉（瘦）700 g，熟地黄 30 g，当归 15 g，黄芪 30 g，大枣（干）10 g，生姜 10 g，白糖 3 g，盐 2 g，鸡精、味精少许。

做法与用法：将洗净的羊肉切成小块用开水焯一下，除去血沫。放入盛有适量清水的锅内，放入生姜、熟地黄、当归、黄芪，用文火煲 3 h 左右。放入大枣，加入白糖、盐、鸡精、味精，搅拌均匀，再用文火煮 15 min 左右即可。

功效：益气养阴，补血通便。

10）当归黄芪粥

材料：粳米 100 g，当归 6 g，黄芪 4 g，川芎 3 g，红花 2 g，盐少许，鸡汤适量。

做法与用法：粳米淘洗干净，用冷水浸泡半小时，捞出，沥干水分。当归、川芎、黄芪切成薄片。装入干净的纱布袋中，和粳米、红花一起放入瓦锅内，加入鸡汤烧沸，然后改用小火熬煮。待粥浓稠时加入盐调味，再稍等片刻，即可盛起食用。

功效：益气补血，通便润燥。

（7）枸杞子

功效与主治：滋阴生津，补肝肾。适用于肝肾阴亏型便秘。

适宜用量：10 ~ 15 g。

禁忌：枸杞子药性滋腻，对外感实热、湿邪较重、大便溏泻者不宜使用。

1）决明枸杞养肝茶

材料：决明子 10 g，枸杞子 10 g，菊花 5 g。

做法与用法：决明子洗净，加入 6 碗水，待煮沸时，放进菊花、枸杞子煮茶，煮约 15 min 即可；饮用原味或可酌加冰糖调味。

功效：清肝明目，补肝肾。

2）黑豆山楂枸杞饮

材料：黑大豆 50 g，枸杞子 30 g，山楂 20 g，蜂蜜 20 g。

做法与用法：将枸杞子洗净，与洗净的黑大豆同入砂锅，加足量水，浸泡 1 h。待黑大豆泡透，用大火煮沸，改用小火煮 1 h，待黑大豆酥烂，加入山楂，加蜂蜜拌匀即成。

功效：滋补肝肾，降脂化积。

3）枸杞麻香饼

材料：枸杞子 10 g，糯米粉 200 g，黑芝麻 30 g，蜂蜜适量。

做法与用法：将黑芝麻炒香；枸杞子焙干，研末；糯米粉、枸杞子末充分混合后，加水调成糊状，加入黑芝麻拌匀。每次取 20 g 用开水冲服，蜂蜜调味。

功效：滋阴，补肝肾，润肠通便。

4）枸杞黄芩蛋丁

材料：鸡蛋 100 g，枸杞子、花生米、猪瘦肉各 30 g，黄芩 10 g，花生油 10 g，盐、生粉、味精各适量。

做法与用法：将花生米煎脆；枸杞子洗净，入沸水中略焯一下；猪瘦肉切丁；鸡蛋打在碗中，加盐少许打匀，把蛋倒进另一碗中（碗壁涂油）隔水蒸熟，冷却后将蛋切成粒状；锅置旺火上，放花生油，把猪肉丁炒熟，再倒进蛋粒、枸杞子、黄芩碎末，炒匀，放盐少许及生粉勾芡；最后放味精适量，脆花生米铺在上面即成。

功效：养阴益气，润燥生津。

5）枸杞鸭肉汤

材料：枸杞子 15 g，生何首乌 10 g、鸭肉 1 000 g，料酒、盐、味精少许。

做法与用法：将枸杞子洗净备用。将鸭肉洗净，将生何首乌薄片、枸杞子塞入鸭腹中，放入煮沸的汤锅中，用大火煮至沸，烹入料酒，改用小火煮 30 min，待鸭肉熟烂时加入盐、味精各少许即可。

功效：补益肝肾，滋阴养血，润肠通便。

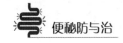

6）双冬枸杞叶

材料：鲜嫩枸杞叶 250 g，冬笋 50 g，冬葵子 50 g，植物油 25 g，盐、味精少许。

做法与用法：枸杞叶择洗干净，将冬笋切成细丝。炒锅置旺火上，放植物油烧至七成热，下入冬笋丝、冬葵子，略炒后随即将枸杞叶倒入锅内煸炒，加入盐、味精翻炒几下，起锅装盘即成。

功效：滋阴补肾，润燥通便。

7）地骨皮枸杞饮

材料：地骨皮 20 g，枸杞子 30 g，泽泻 15 g。

做法与用法：将地骨皮、枸杞子、泽泻洗净，放入砂锅中，加适量水，用大火烧开，再用小火煎煮 15 min，去渣取汁，待凉服用。

功效：滋阴清热，补肝肾。

8）枸杞白菜

材料：枸杞子 10 g，白菜 200 g，醋 15 g，植物油 50 g，盐少许。

做法与用法：白菜洗净，切成 4 cm 长的段。锅中放植物油，大火烧热，放白菜、枸杞子、盐，翻炒至白菜断生，加醋炒匀即可。

功效：滋阴清热，利大便。

9）杞菊养阴凉糕

材料：枸杞子 30 g，茯苓 10 g，麦冬 30 g，糯米粉 300 g，白糖适量。

做法与用法：将枸杞子、茯苓、麦冬洗净，放入锅中加水煎煮 30 min，去渣取汁。将糯米粉、药汁混合，视黏稠程度加适量水，调成稍稀的糊状，倒在抹了油的平底深盘中，上锅蒸 10 min，取出放凉，放冰箱中冷藏 1 h，切成小块，蘸满白糖即可。可作为日常零食食用。

功效：滋阴补肾，清热生津。

10）莲子芡实粥

材料：莲子、芡实、枸杞子各 20 g，小米 100 g。

做法与用法：将莲子、芡实捣碎，和枸杞子、小米同放砂锅内，加水适量，文火煮粥，代早餐食。

功效：益气养阴，补肝肾。

（8）百合

功效与主治：养阴清热，滋补精血。适用于阴虚火旺型慢传输型便秘。

适宜用量：干品 6 ~ 12 g，鲜品 15 ~ 30 g。

禁忌：百合性偏凉，凡风寒咳嗽、虚寒出血、脾虚便溏者不宜选用。

1）百合鸡蛋羹

材料：鲜百合花 2 朵，黑木耳 20 g，银耳 20 g，鸡蛋 4 个（去黄），竹笋 20 g，菠菜 20 g，香油 10 g，生粉 10 g，盐、味精少许。

做法与用法：首先将百合花的花瓣掰下来从中间断开，然后再放入开水里焯一下，捞出来备用。这时候再把竹笋切成薄片，菠菜切成段，备用。笋片、黑木耳和银耳一起放入开水里焯一下，沥水，备用。蛋清和生粉加适量水搅拌均匀。锅中加适量水烧开，将蛋清和生粉的混合液缓缓加入并搅拌，再加入百合、竹笋、菠菜、黑木耳、银耳，最后加少许盐、味精搅匀，淋上香油，待凉即可食用。

功效：养阴清热，润肠通便。

2）百合芦荟膏

材料：百合 100 g，芦荟 30 g，蜂蜜 100 mL。

做法与用法：两药加水煎煮，去渣取浓汁，加蜂蜜收膏。每次服 20 mL，每日 2 次。

功效：滋阴润燥，泻热通便。

3）鲜百合炒牛肉

材料：牛肉 100 g，黄瓜 100 g，鲜百合 30 g，植物油 10 g，料酒、酱油各 5 g，蚝油 5 g，生粉、香油各 10 g，盐少许。

做法与用法：牛肉洗净，横丝切成肉丝，放入碗中，用料酒、酱油、少许盐、生粉抓匀上浆；百合掰开、洗净。锅中放植物油，烧至六成热，放入牛肉丝滑散，待肉丝将熟时放入百合，加盐、蚝油、香油炒入味，用生粉勾芡即可。

功效：滋阴益气，清热通便。

4）百合蒸南瓜

材料：老南瓜 1 个（约 600 g），鲜百合 30 g，生粉 10 g，盐、味精少许。

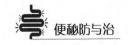

做法与用法：将老南瓜洗净，剖开去瓤，去皮，横切成片，将原来有皮的那一面朝下置于碗内，保持完整南瓜的形状；鲜百合瓣开洗净，放入南瓜中，加入盐，放入蒸锅蒸 15 min 至瓜熟。取出南瓜碗，滗出汤汁，再用一只盘子扣在碗上，扣紧翻过来，使南瓜倒扣在盘中，将碗拿开。将蒸出的汤汁倒入炒锅中加热，点少许味精，用生粉勾薄芡，淋在南瓜上即可。

功效：滋阴润燥，生津通便。

5）女贞子百合粥

材料：女贞子 30 g，百合 20 g（干品），粳米 250 g，盐少许。

做法与用法：将女贞子、百合、粳米全部放入砂锅内煮粥，待米烂时加入盐即成。

功效：滋阴润燥，补血益气。

6）百合韭菜瘦肉汤

材料：百合 60 g，猪瘦肉 120 g，韭菜 20 g，鸡蛋 1 只，盐、胡椒、味精适量。

做法与用法：将猪瘦肉洗净，切块；韭菜，去黄叶、杂质，洗净，切段。先把百合、猪瘦肉放入锅内，加清水适量，武火煮沸后，文火煲约 1 h，下韭菜及搅匀的鸡蛋液，再煮 5 min，加盐、胡椒、味精等调味，供佐餐食用。

功效：补血滋阴，润肠通便。

7）芦笋百合炒虾仁

材料：虾仁 250 g，鲜百合 60 g，芦笋 150 g，蛋清 1 个，淀粉 20 g，料酒 10 g，盐少许，植物油少许。

做法与用法：虾仁去泥肠，洗净，沥干水分，加入蛋清、淀粉、料酒、盐拌匀，腌制 10 min。芦笋削去根部老皮，洗净，焯烫，取出用冷水冲凉，改刀成 3 ~ 4 cm 的段。百合一片片剥下，深色的老衣尽量撕去，洗净备用。锅内油烧至七八分热时，倒入腌拌好的虾仁，快速滑油，虾肉颜色发白时盛出，控油。锅中留少许底油，先放入百合，再放入芦笋，翻炒 1 min 后放入盐，最后放入虾仁，炒拌片刻即可。

功效：滋阴通便。

8）百合黄花烩豆腐

材料：鲜百合 30 g，黄花菜 15 g，北豆腐 200 g，西红柿 50 g，植物油 20 g，生粉 10 g，香油、盐、味精少许。

做法与用法：百合洗净，掰开；黄花菜用温水泡开，洗净，切成寸段；豆腐切成 2.5 cm 见方的块状；西红柿烫去外皮，切成块。锅中放植物油烧热，依次将黄花菜、豆腐、百合倒入，翻炒几下，再放入西红柿块，加盐、味精，烩煮 3 min，用生粉勾芡，淋上香油即可。

功效：清热凉血，滋阴润燥。

9）香芹百合

材料：香芹 300 g，鲜百合 30 g，胡萝卜 10 g，水发木耳 20 g，植物油 20 g，盐少许。

做法与用法：香芹洗净、切段；百合瓣剥开，洗净，沥干；胡萝卜切片；木耳去掉根部及杂质，洗净，撕开。锅中放植物油烧热，将胡萝卜片放入锅中翻炒 2 min，再放入香芹、木耳翻炒，最后放入鲜百合翻炒，最后加盐，炒至熟即可。

10）百合蜂蜜饮

材料：百合 30 g，猪苓 15 g，蜂蜜 15 g。

做法与用法：百合、猪苓洗净装入布袋，然后放于烧锅内，加水适量，浸泡片刻，煮沸后用文火再煎 10 min 左右，熄火，待凉调入蜂蜜即可。

功效：燥湿清热，滋阴通便。

（9）党参

功效与主治：益气、生津、养血。适用于气虚型便秘。

适宜用量：10 ~ 30 g。

禁忌：党参适用于虚证，且不能和藜芦同用。

1）党参山药炖乳鸽

材料：党参 20 g，山药 30 g，乳鸽 300 g，香油 5 g，盐、味精少许。

做法与用法：将乳鸽宰杀，去毛皮及内脏，洗净。将党参、山药洗净后切片，与乳鸽共入炖锅中，加适量水，隔水蒸 2 h 加盐、味精、香油等调味品即成。

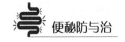

功效：补益气血。

2）党参生何首乌饮

材料：党参5 g，生何首乌15 g，郁金10 g，茶叶6 g。

做法与用法：将上述3味水煎取汁，煮沸后浸泡茶叶。

功效：补气生津，润肠通便。

3）党参荠菜玉米粥

材料：党参3 g，鲜荠菜150 g，玉米粉50 g，粳米100 g。

做法与用法：党参洗净、烘干、研末。将鲜荠菜拣去杂质、洗净，连根、茎切碎剁成荠菜细末泥，备用；将粳米淘洗干净，放入砂锅，加水适量，大火煮沸后，改用小火煨煮30 min，调入荠菜细末泥、党参粉及玉米粉，拌和均匀，继续用小火煨煮至粳米酥烂即成。

功效：温中补气，滑肠降脂。

4）冬瓜党参饭

材料：冬瓜100 g，党参10 g，大米100 g。

做法与用法：将冬瓜、党参和大米用清水淘洗干净以后，装进一个小碗里，再加入适量的清水，上锅用中火蒸20 min左右即可。

功效：生津润燥，补益气血。

5）加味党参粥

材料：薏苡仁（薏米）30 g，糯米30 g，赤小豆15 g，当归9 g，党参10 g，阿胶10 g。

做法与用法：当归、党参、阿胶洗净加水适量，煮20 min去渣取汁；糯米、薏米、赤小豆洗净，用清水浸泡2 h。将薏米、赤小豆放入锅中，加水煮30 min，加入糯米、药汁，小火煮成粥即可。

功效：养血益气，润肠通便。

6）党参麻仁丝瓜汤

材料：党参30 g，火麻仁15 g，丝瓜200 g。

做法与用法：丝瓜切成小块或小片，加入党参、火麻仁及清水300 mL，煎煮20 min左右。

功效：燥湿润肠，补益气血。

7）党参蒸鹌鹑

材料：党参10 g，鹌鹑2只，清汤250 g，蜂蜜15 g。

做法与用法：将洗净的鹌鹑入沸水中焯约1 min，捞出待用。党参用湿布擦净，切成薄片，分放于鹌鹑腹内，再把鹌鹑放在蒸碗内，注入清汤后，用湿绵纸封口，上笼蒸约30 min。取出鹌鹑，原汁中加蜂蜜调味，再将鹌鹑置于碗内，即可食用。

功效：养血益气，润肠通便。

8）党参白术粥

材料：生党参、白术各15 g，当归、泽泻、白芍各12 g，柴胡、枳壳、鸡内金各9 g，粳米100 g，冰糖少许。

做法与用法：先以上述诸药加水适量煎取浓汁去渣后，再与粳米一同加入锅中煮至粥熟，加冰糖少许，和匀即可服用。

功效：益气健脾，养血理气，滋阴润肠。

9）肉苁蓉党参茶

材料：肉苁蓉2～5 g，党参10 g。

做法与用法：以上2味，置茶杯内，用沸水冲泡，加盖片刻，代茶饮。每日1剂，2～3周为1个疗程。

功效：助阳益气，润肠通便。

10）柏子仁党参山药汤

材料：柏子仁10 g，党参12 g，山药100 g，白糖少许。

做法与用法：柏子仁、党参加水煎汁去渣；山药去皮，洗净，切块，用药汁煮熟，再入白糖少许，饮汤吃山药，每日1次。

功效：益气养血，润肠通便。

（10）肉苁蓉

功效与主治：补肾阳，益精血，润肠通便。适用于脾肾阳虚型便秘。

适宜用量：6～10 g。

禁忌：阴虚火旺及大便泄泻者忌服。

1）肉蓉鹿茸鸡汤

材料：鸡肉400 g，肉苁蓉10 g，熟地黄9 g，菟丝子9 g，山茱萸肉12 g，

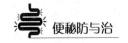

鹿茸 3 g。

做法与用法：鸡肉洗净、斩块，与鹿茸同放入砂锅内，加开水适量，砂锅加盖，用文火炖 2 h，备用。将肉苁蓉、熟地黄、菟丝子、山茱萸肉分别用清水洗净，一同放入锅内，加水煎汁，汤成去渣留汁，把药汤冲入鸡汤中，调味供用。

功效：补肾健脾，润肠通便。

2）肉苁蓉海参炖瘦肉

材料：猪瘦肉 90 g，肉苁蓉 20 g，海参 60 g，枸杞子 15 g。

做法与用法：肉苁蓉洗净，浸软；海参浸发，洗净，切丝；枸杞子洗净；猪瘦肉洗净，切片。把全部用料放入炖盅内，加开水适量，炖盅加盖，文火隔开水炖 3 ~ 4 h，调味食用。

功效：温补肾阳，润肠通便。

3）十全滋补牛腩

材料：牛腩 100 g，白萝卜 50 g，当归、党参、枸杞子、黄芪、杜仲、肉苁蓉、锁阳各 5 g，盐、味精少许。

做法与用法：牛腩洗净切块，用沸水焯下。白萝卜洗净切片，待用。锅内放适量水，下入牛腩和 7 种药材，小火煲 3 ~ 4 h。待牛腩将熟时，放入白萝卜片，炖煮后即可食用。

功效：健脾益气，补肾通便。

4）白羊肾羹

材料：肉苁蓉 6 g，荜茇 5 g，草果 3 g，陈皮 3 g，胡椒 5 g，白羊肾 2 对，羊脂 24 g，盐、味精少许。

做法与用法：将白羊肾、羊脂洗净；将肉苁蓉、陈皮、荜茇、草果、胡椒装入纱布袋内，扎住口后，与白羊肾、羊脂一同放入砂锅内，加水适量，用武火烧沸，文火炖熬，待羊肾熟透时，放入盐、味精调味即可。

功效：理气健脾，温阳导滞。

5）乳鸽滋补汤

材料：乳鸽一只（200 g），肉苁蓉、枸杞子、熟地黄、牛膝、冬虫夏草、紫河车、当归、黄芪、炙甘草各 5 g，料酒、香油各 10 g，盐少许。

做法与用法：乳鸽去毛、爪及肠肚洗净，备用。所有药材以过滤袋盛之，以砂锅熬煮半小时，留药汁备用。起锅入香油，再入乳鸽略炒几下，盛起放入砂锅内，加少许料酒及药汁，加盖炖 1.5 h 即可。

功效：补肾阳，益精血，润肠通便。

6）肉苁蓉麦冬粥

材料：粳米 100 g，肉苁蓉 12 g，白术 8 g，枸杞子 10 g，蜂蜜 20 g。

做法与用法：将肉苁蓉、白术装入纱布袋，扎口，放入锅内加清水煎煮成药汁，去纱布袋留药汁；将枸杞子洗净；粳米淘洗净，放入锅内加药汁、清水、枸杞子煮沸，再转用文火煮至米熟成稀粥，加入蜂蜜调味，即可食用。

功效：补肾健脾，润肠通便。

7）肉苁蓉羊脊骨汤

材料：羊脊骨 500 g，肉苁蓉 50 g，草果 6 g，盐、味精、胡椒粉少许。

做法与用法：将羊脊骨洗净，在开水锅中氽一下，捞出洗净；在砂锅里加适量清水，将羊脊骨放入锅中，煮至羊肉离骨；捞出后去骨留肉，捅出脊髓，切碎，放入锅中；将肉苁蓉、草果、盐、味精、胡椒粉放入锅内，煮约 20 min，去药再调味即可。

功效：补肾，润燥，通便。

8）肉苁蓉糙米粥

材料：糙米 100 g，肉苁蓉 6 g，鸡肉 50 g，胡萝卜 100 g，料酒 10 g，盐少许。

做法与用法：将肉苁蓉洗净、切片；糙米洗净；鸡肉洗净，切 4 cm 见方的块；胡萝卜切 5 cm 见方的块。将肉苁蓉、糙米、鸡肉、胡萝卜、料酒、盐同放炖锅内，加水适量。将炖锅置武火上烧沸，再用文火炖煮 50 min 即成。

功效：温阳补肾，健脾通便。

10）肉苁蓉羹

材料：鸭肉 100 g，肉苁蓉 200 g，甘薯 50 g，盐少许。

做法与用法：将肉苁蓉刮去鳞，用酒洗去黑汁，切成薄片，甘薯、鸭肉洗净后各切成块，共放入锅中，加入水适量，先用武火煮沸，再用文火煎煮 35 min，放入盐调味即成。

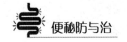

功效：温补脾肾，润肠通便。

（11）附子

功效与主治：助阳补火，散寒止痛。适用于阴寒积滞型出口梗阻型便秘。

适宜用量：3 ~ 15 g。

禁忌：阴虚阳亢者及孕妇禁用。

1）附子大黄茶

材料：附子3 g，大黄3 g。

做法与用法：以上2味开水冲泡，当茶频服，每日3次。

功效：温里散寒，行气止痛，通便。

2）附子百合粥

材料：附子3 g（布包），百合（干品）3 g，粳米30 ~ 60 g，白糖适量。

做法与用法：粳米加水，放入附子、百合同煮，先用武火煮沸后，改小火煮至粳米半熟，加入白糖调味，煮熟即可。

功效：温里散寒，滋阴通便。

3）附子枸杞茶

材料：附子3 g，枸杞子3 g。

做法与用法：附子、枸杞子用开水冲泡，加盖闷几分钟，作茶饮。

功效：补肝肾，助阳补火。

4）附子燕麦粥

材料：附子9 g，燕麦50 g。

做法与用法：取燕麦、附子加水同煮，先用武火煮沸后，改小火煮成粥即可。

功效：温阳通便。

5）人参附子汤

材料：人参3克，附子、陈皮各10 g，蜂蜜5 g。

做法与用法：将附子、人参、陈皮洗净，一起放入锅内，注入2 000 mL水，用武火烧沸，再用文火煎煮25 min，用纱布滤渣取汁，加蜂蜜即可饮用。

功效：补阳助火，行气导滞。

6）附子粥

材料：附子 30 g，白米 30 g。

做法与用法：先用水煎煮附子，取其浓汁，加入白米 30 g，水 300 mL，煮为稀薄的粥即可。

功效：温里散寒，止痛行滞。

7）海带附子粥

材料：海带 50 g，附子 10 g，大米 50 g。

做法与用法：大米加水，放入海带同煮，先用武火煮沸后，改小火煮至大米半熟，加入附子，煮至米烂成粥即可。

功效：温里散寒，滑肠通便。

8）银杏附子粥

材料：银杏叶 8 g，泡发黑木耳 30 g，附子 9 g，粳米 100 g。

做法与用法：将银杏叶、附子煎煮取汁，用药汁和洗净的黑木耳、粳米一起煮成粥即可。

功效：温里散寒，活血通便。

9）附子荞麦粥

材料：附子 10 g，荞麦 100 g。

做法与用法：将附子煎煮取汁，用药汁和荞麦一同煮成粥即可。

功效：助阳补火，通便。

10）附子麻仁蛋丁

材料：鸡蛋 200 g，附子 5 g，花生米、猪瘦肉各 30 g，火麻仁 10 g，植物油 10 g，盐少许。

做法与用法：将花生米煎脆；附子洗净、切段；火麻仁洗净，入沸水中煮熟，切成碎末；猪瘦肉切丁；鸡蛋打在碗中，加盐少许打匀，把蛋倒进另一碗中（碗壁涂油），隔水蒸熟，冷却后将蛋切成粒状。锅置旺火上，放油，把猪肉丁炒熟，再倒进蛋粒、附子、火麻仁碎末，炒匀，放盐少许，脆花生米铺在上面即成。

功效：温里散寒，润肠通便。

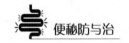

7. 非药物治疗

（1）**推拿**：患者取仰卧位，两手掌相叠，以脐为中心，在中腹及下腹部做顺时针摩动，以腹内有热感为宜，约 2 min，再用示指或中指点揉中脘、天枢、气海，每穴各 1 min；然后用后掌根从上到下擦腹直肌，约 0.5 min；最后，取俯卧位，施术者用手掌根由上到下擦腰部和骶部，约 1 min。

（2）**刮痧**：重刮大椎、大杼、膏肓、神堂、大肠俞、天枢、上巨虚、支沟等经穴部位；热结加刮曲池、合谷经穴部位；气滞加刮中脘、行间经穴部位；气血亏虚加脾俞经穴部位轻刮；下元虚弱加气海至关元经穴部位轻刮。每经穴部位刮 3 ~ 5 min。

（3）**针刺治疗**：热秘者泻足三里、天枢，补照海、支沟；气秘者泻大敦、足三里，补支沟、太白；虚秘者补气海、足三里、脾俞、胃俞，梅花针轻叩腰骶部两侧；冷秘者，补大肠俞、肾俞、支沟、照海，灸关元。

（4）**穴位埋线**：取天枢、中脘、关元、气海、足三里、下巨虚、支沟、照海等穴进行穴位埋线，埋线 1 次 15 天，3 次为 1 个疗程，治疗 2 个疗程。

（5）**艾灸法**：实性便秘选择天枢、大肠俞、支沟；虚性便秘取穴天枢、大肠俞、气海、足三里。7 天为 1 个疗程，治疗 2 个疗程。

8. 中药敷贴

有报道，中药敷贴对老年人便秘亦有较好的疗效，该疗法不仅可以避免口服药物的许多不良反应，而且具有较好的远期疗效。气秘选用大黄、枳实、木香、陈皮；热秘选用大黄、芒硝、皂角；虚秘选用党参、黄芪、芒硝、皂角、生地黄。将上述药物混合碾碎，加入蜂蜜和醋制成糊状药膏，敷在脐部，用胶布固定，隔日换药 1 次，14 天为 1 个疗程。

偏方 1：葱白连须 3 根，生姜 30 g，淡豆豉 50 粒，食盐 8 g。上药共捣如泥，成膏。取药膏适量敷于肚脐中，覆盖纱布，外以胶布固定，如大便未通可重复治疗。本方温经散寒，活血通便，对虚秘、冷秘有很好的治疗作用，效果显著。

偏方 2：附子、丁香各 15 g，川乌、白芷、牙皂各 10 g，胡椒 3 g。上述药物共研细末。取适量药末，再取大蒜 10 g 捣烂，又取麝香 0.1 g，与药泥混匀，敷于脐中，外以纱布覆盖，胶布固定。每日 1 次。本方温经通便，对冷秘有疗效，一般用药 1 次见效，最多 2 次大便即通。

9. 灌肠或栓剂

本法适用于粪便嵌塞，或作为慢性便秘的临时治疗措施。灌肠既可软化粪块，又可刺激直肠黏膜张力感受器，反射性引起肠蠕动而促进排便。大量不保留灌肠可用 500 ~ 1 000 mL 肥皂水灌肠。栓剂可选用开塞露、甘油栓等外用肛门栓剂。

10. 中频电治疗与结肠水疗

（1）**中频电治疗**：目前对中频电治疗的研究多侧重于对横纹肌的研究，但中频电治疗也可对胃肠道平滑肌产生影响，促进肠蠕动，中频电治疗作用于胃肠交感、副交感神经，既能改善胃肠系统血液循环，又能提高胃肠分泌吸收功能，起到纠正胃肠功能紊乱，缓解胃肠道痉挛的作用，可以达到治疗便秘的良好远期效果。

（2）**结肠水疗**：结肠水疗常用于粪便嵌塞患者，对结肠循环灌注灭菌水，清洁至结肠的末端（约 1.5 m），使嵌塞在患者结肠与直肠的干硬粪便得到稀释与软化，并顺利排出体外，排除粪便的同时还可清除结肠与直肠中的有害物质，使有害细菌的繁殖得到抑制，改善大肠肠壁肌肉和黏膜的状态，调节患者肠道菌群，有利于食物的消化与营养物质的吸收。结肠水疗还可使结肠与直肠得到机械性扩张与收缩，使肠壁肌肉得到训练，增强患者肠蠕动能力。结肠水疗使用经过过滤无菌的水，不使用任何化学制剂及药物，接受治疗的人无任何不适感，几乎没有不良反应。

11. 西药治疗

慢性功能性便秘的老年患者应选取不良反应较小、药物依赖性较低的药物，避免长期使用或滥用具有刺激性的导泻药，防止出现结肠黑变病等不良反应与导泻剂依赖。治疗老年慢性功能性便秘的药物主要有胃肠道动力药、导泻药与微生物制剂，部分存在抑郁、焦虑的患者可服用抗抑郁、焦虑的药物。

（1）**容积性泻药**：有盐类泻药和机械刺激性泻药，如硫酸镁、磷酸钠、欧车前子、聚卡波非钙、甲基纤维素、乳果糖等。硫酸镁、磷酸钠因含有镁和磷，故有肾功能不全的患者不宜采用。目前推荐服用欧车前子纤维制剂，

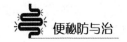

该制剂除有通便作用外，还对糖尿病、高脂血症有一定的治疗作用。

（2）**刺激性泻药**：常用药物有蓖麻油、番泻叶、大黄、麻仁丸、酚酞（果导）等。

（3）**润滑性泻药**：能润滑肠壁，软化大便，如甘油、蜂蜜、石蜡油等液体。石蜡油适用于年老体弱、高血压、心力衰竭、动脉瘤、痔、疝、肛瘘等患者，可避免排便时用力，长期使用会导致脂溶性维生素缺乏，影响胡萝卜素、钙、磷吸收。

（4）**润湿性泻药**：是一种具有软便作用的表面活性剂，可降低粪便表面张力，使水分浸入粪便而膨胀、软化，便于排出，临床用于排便无力，如肛门直肠疾患或该部位术后患者。例如，泊洛沙姆是非离子表面活性剂，应用本药可增加脂溶性药物的吸收，并增加这些药物的毒性作用；多库酯钠是阴离子表面活性剂，该药与其他药物合用，可增加后者在胃肠道吸收或肝的摄取，增强了药物效应或毒副作用，忌与矿物油合用。

（5）**促肠动力药**：治疗慢传输型便秘，对于没有结肠运动异常确切症状的患者不应使用，如莫沙比利、伊托必利等。近年来，红霉素作为促动力药的应用越来越受到重视，它主要是激活胃动素受体的活性，使结肠环肌出现间接收缩，促进排便。

（6）**微生态制剂**：微生态制剂越来越广泛地被用于临床许多疾病的防治，尤其是肠道疾病，如急慢性肠炎、腹泻和便秘等。这些制剂有助于缓解慢性便秘的症状，主要包括培菲康（双歧三联活菌）、布拉氏酵母菌、整肠生（地衣芽孢杆菌活菌胶囊）、金双歧（双歧杆菌乳杆菌三联活菌片）、乳酸菌素片等。

12. 手术治疗

手术治疗是治疗慢性便秘的最后途径，要特别慎重。对于长期严重便秘的患者，在排除肠梗阻及弥漫性肠道蠕动功能异常，明确便秘与焦虑、抑郁等精神异常无关的情况下，可考虑手术治疗。

第三节 妊娠期及哺乳期女性便秘预防与治疗

妊娠期便秘患者在临床中较为多见，严重者可影响患者的生活质量，如果处置不当，还会引起尿潴留、肠梗阻，甚至对处于发育阶段的胎儿产生不良影响。因此，妊娠期女性应通过饮食调节、科学运动等措施以防止便秘的发生。

一、妊娠期女性便秘的病因

1. 现代医学病因分析

1）由于妊娠期女性产生大量的孕激素，导致肠道平滑肌张力减低，大肠蠕动减慢，粪便中水分被充分吸收，导致大便秘结。

2）怀孕 6 个月以上时，子宫增大，压迫肠管，引起肠内容物排出障碍；同时，由于盆腔淤血，直肠蠕动功能下降，粪便停留于肠腔内时间延长，增加了水分的吸收。

3）妊娠期胃酸分泌减少，胃肠蠕动减低，易出现肠胀气。

4）妊娠中后期，子宫增大不仅压迫肠管，盆腔血管同样受压，易诱发痔疮，甚至脱肛，从而加重便秘。

5）妊娠期运动减少及饮食生活方式的改变，均可引起或加重便秘。

2. 中医病因分析

中医认为，妊娠便秘的病因为气血津液下降养胎，大肠津液亏耗，便不得津，则致便秘，多见于气虚和阴血不足者。气虚则大肠传送糟粕无力，传导失司；阴血亏虚多因血聚胞宫养胎，因而机体相对血虚，肠道失于滋养而致大便坚涩。

二、妊娠期女性便秘的预防和治疗

1. 饮食疗法

食物中缺少纤维素是妊娠期女性发生便秘的原因之一。高纤维膳食是治疗和预防便秘的最好方法。妊娠期女性在饮食中应增加新鲜水果、粗粮等高

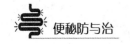

纤维素食物，禁食辛辣、油腻、刺激性食物，并增加水分的摄入。

（1）宜吃的食物

1）应食用富含粗纤维的蔬菜、水果及粗粮，如菠菜、苋菜、胡萝卜、马铃薯、黑面包、燕麦片、梨、香蕉、李子、柿子、葡萄等，以便刺激肠壁，使肠蠕动加快，便于粪便排出。必要时可加食些琼脂，利用它的吸水性，使肠内容物膨胀而增加体积，刺激肠壁，利于排便。

2）多食富含 B 族维生素的食物，如粗粮、酵母、豆类等，可促进肠蠕动。

3）多食产气食品，如生葱、生蒜、蜂蜜、饴糖、乳糖、干豆、萝卜等，可促进肠蠕动，利于排便。

4）适当多进油脂类食物，如香油、豆油（炒菜时作烹调油，适当多加些）、核桃仁、肉类等，可起到润肠作用。

5）适当多吃酸奶及果仁。酸奶含多种益生菌，能调节肠道菌群，从而防治便秘；各种果仁，如芝麻、核桃、杏仁、葵花子、松子等富含油脂，有润肠通便的作用，芝麻、核桃等果仁还有滋阴补血、生津润燥、补益肝肾的作用。

6）银耳有润肠通便作用，可以常食用。

7）禁止摄入酒、浓茶、辣椒、咖啡等刺激性食品，喝茶宜喝红茶，可以增强消化功能，并有通便之功效。香辛调料，如芥末、胡椒、生姜、陈皮末等，刺激性强，不宜多用，否则容易引起胃肠道黏膜发炎。

8）如果孕妇无水肿、高血压等情况，也可在清晨起床后饮温开水 1 杯，或加适量食盐，饮后可增加肠内容物体积，利于排便。

（2）食疗验方

1）菠菜

推荐理由：菠菜含有大量的膳食纤维，具有促进肠道蠕动的作用，利于排便。中医也认为，菠菜性寒、味甘，有益五脏、养血润燥、润肠通便的功效。

用法用量：100 ~ 150 g。

食用注意：菠菜中含有较多的草酸，草酸不是人体需要的营养素，人体摄入过多的草酸，会妨碍人体对钙质的吸收，并形成不溶性的草酸钙沉淀，所以食前先将菠菜用开水焯一下以去除大部分草酸。

·拌五香兔肉

材料：去骨熟兔肉 400 g，菠菜 150 g，姜片 10 g，花椒 10 g，香油、盐适量，味精少许。

做法与用法：①将熟兔肉切成薄片，用开水烫一下，捞出沥干水分；菠菜洗净，在开水中稍烫，捞出过凉，挤去多余水分，切段；将花椒放入小碗，加入开水浸泡至水凉。②将兔肉片放入大碗中，加入盐、花椒水、味精、姜片、香油，调和均匀，卤制 12 h，拣出兔肉装盘，放上菠菜段，加盐、香油、味精拌匀即可。

功效：补中益气，行气通便。

·香油拌菠菜

材料：菠菜 250 g，香油 15 g，酱油、醋各 10 g，盐、味精少许。

做法与用法：①菠菜择洗干净，削去须根，但要保留红头，放入开水锅中焯 2 min，捞出沥水，再切成 6 ~ 7 cm 的长段。②将菠菜装在盘内抖散晾凉，加入香油、酱油、醋、盐、味精，调拌入味即可。

功效：润肠增液，滑肠通便。

·杏仁素炒菠菜

材料：菠菜 500 g，杏仁 25 g，植物油 10 g，香油 5 g，盐、味精少许。

做法与用法：①将菠菜洗净，切成 5 cm 左右的段，用沸水焯过，沥水备用。②杏仁炒香、研成粗末。锅置火上，放植物油烧热，将菠菜下锅，翻炒几下，待菠菜软嫩，略有汤汁时，投入香油、盐、味精，炒匀，最后撒上杏仁末即可。

功效：润肠增液，下气导滞。

·猪肝炒菠菜

材料：猪肝 200 g，菠菜 200 g，植物油 15 g，料酒、酱油各 5 g，醋 5 g，生粉、香油各 10 g，盐、味精少许。

做法与用法：①将猪肝洗净，切成小薄片，加料酒略腌；将菠菜择洗干净，切成 8 cm 长的段放入开水中焯一下，捞出沥干。②锅中放植物油烧热，

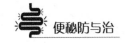

放入猪肝迅速翻炒，加入醋、盐、酱油，翻炒几下，再放入菠菜翻炒 2 min，加入味精炒匀，用生粉勾芡，淋上香油即可。

功效：调补气血，润燥滑肠，行滞通便。

·枸杞黄精炒菠菜

材料：枸杞子 15 g，黄精 15 g，菠菜 300 g，鸡蛋 2 个，植物油 10 g，料酒 10 g，盐、味精少许。

做法与用法：①将枸杞子去杂质、果柄，洗净；黄精洗净，切成薄片；鸡蛋磕入碗中打散；菠菜择洗干净，切成 4 cm 长的段，用开水焯下，捞出沥干。②锅置大火上烧热，放植物油，待油温至六成热时，倒入鸡蛋液，结成饼状时用铲子划散，放入料酒、菠菜，翻炒几下再放入枸杞子、黄精片炒熟，用盐、味精调味即可。

功效：滋阴润燥，补益脾肾，通利肠道。

·瑶柱杞枣菠菜汤

材料：瑶柱（干贝）50 g，大枣 3 枚，枸杞子 10 g，菠菜 200 g，香油 10 g，盐少许。

做法与用法：①瑶柱洗净，切成片；红枣洗净、去核、切片；枸杞子去杂质洗净；菠菜洗净沸水焯过。②锅置大火上，加水烧沸，下入瑶柱、大枣、枸杞子，煮 5 ~ 10 min，放入菠菜，最后加入香油、盐即可。

功效：生津止渴，滋阴补肾，润肠通便。

·八宝菠菜

材料：菠菜 400 g，熟火腿 20 g，鸡蛋 50 g，海米 20 g，熟冬笋 50 g，水发香菇 50 g，胡萝卜 50 g，胡椒粉 2 g，香油 5 g，盐、味精少许。

做法与用法：①菠菜去老叶洗净，切成段，放入开水中焯一下，沥水；胡萝卜去皮，洗净切细条，放入开水中，焯熟捞出；海米用开水泡发后洗净，待用；熟冬笋切细条状，用开水焯一下后，沥水；香菇泡发后，去根切丝焯熟。②将鸡蛋的蛋黄和蛋清分磕在两个盆内，分别加入盐、味精搅匀，上屉蒸成蛋白糕和蛋黄糕，取出晾凉，分别切成细条；熟火腿切成与蛋糕相同的条。③将以上材料加盐、味精、胡椒粉、香油拌匀即可。

功效：宽肠通便，健脾和胃。

·农家大拌菜

材料：奶油生菜 200 g，西葫芦 100 g，菠菜 100 g，豌豆苗 50 g，凉拌醋 20 g，酱油 5 g，香油 5 g，盐、味精少许。

做法与用法：①奶油生菜洗净、撕片，西葫芦洗净切丝，菠菜择好、洗净，豌豆苗底部切齐、洗净，以上蔬菜入沸水中烫熟取出，沥水后装盘。②将醋、酱油、香油、盐、味精调匀成汁，装小碟置盘边，随吃随拌。

功效：促进肠蠕动，健脾开胃，通便导滞。

·豆腐皮拌菠菜

材料：菠菜 500 g，豆腐皮 50 g，香油 15 g，盐、味精少许。

做法与用法：①将菠菜去掉根和老叶，洗净，投入开水锅焯烫断生，再投入冷开水盆内浸凉，捞出挤干水，切成段；豆腐皮用温水泡软变白，取出用手撕成小块。②取盘先放入焯过浸凉的菠菜段，上面覆盖一层豆腐皮，浇入香油，放入盐和味精，食时拌匀即可。

功效：促消化，易吸收，行宿便。

·海米菠菜粥

材料：海米 15 g，粳米（白米）100 g，菠菜 100 g，盐少许。

做法与用法：①粳米洗净，海米泡水，菠菜洗净、焯熟后切段。②锅内加适量水煮沸，放入粳米、海米一起熬煮成粥，待粥熟后再放菠菜段，最后加盐调味。

功效：理气开胃，润燥滑肠。

2）蜂蜜

推荐理由：润肠通便。它含有的乙酰胆碱进入体内后会对副交感神经发生作用，促进胃肠蠕动。

用法用量：10 ～ 20 g。

食用注意：蜂蜜的冲调方法要得当，不要用温度过高的水冲调。

·葡萄干土豆泥

材料：土豆 200 g，葡萄干 40 g，蜂蜜 10 g。

做法与用法：①将葡萄干用温水泡软切碎；土豆洗净，蒸熟去皮，趁热做成土豆泥。②将炒锅置火上，加水少许，放入土豆泥及葡萄干，用微火煮

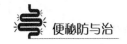

片刻，关火，待凉加入蜂蜜调匀，即可食用。

功效：宽肠通便，润燥助消。

· 三鲜汁

材料：西瓜 500 g，西红柿 500 g，黄瓜 500 g，蜂蜜 20 g。

做法与用法：①将西瓜切开，取瓤，去籽；西红柿用水洗净，去皮；黄瓜去皮、籽，洗净，切丝，共装入纱布袋内，绞取汁液，待用。②在汁液内加入蜂蜜拌匀即成。

功效：清热，生津，润肠。

· 蜂蜜南瓜饼

材料：南瓜 200 g，玉米面 30 g，面粉 100 g，植物油 20 g，鸡蛋 1 个，蜂蜜 15 g。

做法与用法：①将南瓜去皮、去籽，切成小片，然后放在盘中，盖上保鲜纸，放入微波炉中用高火加热 3 min。②在制熟的南瓜中加入玉米面、面粉和鸡蛋，混合均匀和成团，然后制成若干个圆形小饼。③锅中倒入植物油，烧热后放入南瓜小饼，将两面均煎成金黄色（约 3 min），最后淋上蜂蜜即可。

功效：润肺滑肠，护胃通便。

· 双瓜汤

材料：丝瓜 100 g，冬瓜 100 g，调料蜂蜜 20 g。

做法与用法：①将丝瓜去厚皮，洗净，切滚刀块，冬瓜去皮，洗净，切成块。②将冬瓜、丝瓜块一起放入砂锅中，加水漫过。③先用大火煮开，继而用文火煮 30 min，熄火，捞出冬瓜、丝瓜，在汤中加入蜂蜜即可服用。

功效：促肠蠕动，清排宿便。

· 黑豆芒果糯米球

材料：芒果 150 g，黑豆 50 g，糯米粉 30 g，蜂蜜 20 g，柠檬汁 10 g。

做法与用法：①将芒果去核、去皮后，切成 1 cm 左右的小丁儿。把黑豆洗净。在糯米粉中倒入适量水和匀后捏成小球，煮熟捞出、沥干水分。②锅置火上，加适量水将黑豆煮烂，加入备好的芒果、糯米球，浇上柠檬汁、蜂蜜搅匀即可。

功效：滋阴润肠，暖胃行便。

功效：滋阴润肠，暖胃行便。

· 黄瓜藕汁

材料：黄瓜 300 g，鲜藕 200 g，蜂蜜 20 g。

做法与用法：①黄瓜洗净去皮，鲜藕洗净去皮，沥水，切小块。②将洗净的黄瓜、鲜藕一起榨汁，加适量蜂蜜服用，每日 2 次。依个人习惯加入酸奶、葡萄干或核桃仁等。

功效：健脾助消，润燥滑肠。

· 橙汁地瓜

材料：鲜橙汁 200 g，陈皮 10 g，地瓜 300 g，蜂蜜 20 g。

做法与用法：①将地瓜削皮后，切成 10 cm 长的长条状，再将地瓜条泡在水中以防切口处变色。②将沥干水分的地瓜条放入锅中，再加入陈皮，加水至盖过地瓜条，开小火煮 30 ~ 40 min，中途须轻轻摇晃锅以防烧焦。③待地瓜熟透放凉，浇上蜂蜜，移入盘中即可。

功效：生津，润肠，导滞。

· 蜜汁樱桃

材料：新鲜樱桃 300 g，红酒 50 g，蜂蜜 20 g。

做法与用法：①将樱桃洗净，去核待用。②汤锅中放入 500 mL 水，放入加工好的樱桃、红酒，大火烧开，再用小火煮，边煮边搅拌至浓稠，再慢火煮 1 min，熄火后加入蜂蜜即可。

功效：健脾止泻，润肠通便。

· 桂花蜜藕

材料：鲜藕 700 g，糯米 100 g，干桂花 5 g，蜂蜜 20 g，生粉 20 g。

做法与用法：①选取三节连生的藕，洗净后取其中段，切下藕节一端留作盖用。②将糯米用清水淘洗净，再放入水中浸泡半小时，捞起沥水，然后将糯米灌入藕孔内，一边灌，一边用竹筷顺势向内戳，使糯米填满藕孔。为防漏米，再用切下的藕段按原形盖住，可用牙签予以固定。③将灌满糯米的藕段平放入锅中，用旺火烧开后，改用小火煮 2 h，待藕色泛紫、熟透时离火，并趁热将熟藕的外面用刀刮净，呈淡红色，即可切片装盘。将炒锅置于旺火上加热，放入适量清水、蜂蜜、干桂花烧沸，用生粉勾芡，起锅浇在藕

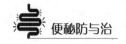

片上即可上餐桌。

功效：通便止泻，健脾开胃。

·山药桂花汤

材料：糖桂花15 g，鲜山药300 g，橄榄油10 g，蜂蜜20 g。

做法与用法：①将山药去皮，洗净，切成0.2 cm厚的片。②将汤锅内放入清水并置火上，烧开后，放入山药片、桂花，撇去浮沫，待山药熟软时，加橄榄油，起锅盛入汤碗内，待凉，调入蜂蜜即成。

功效：益气助运，生津润肠。

注意：山药片最好切得均匀，厚度一致；煮山药片要用中火。

（3）药膳粥

1）核桃粥：取核桃仁4个，粳米100 g。将核桃仁捣烂，同粳米一起煮成粥。适用于体虚肠燥的妊娠期便秘患者食用。

2）芝麻粥：先取黑芝麻适量，淘洗干净，晒干后炒热研碎，每次取30 g，同粳米100 g煮粥。适用于身体虚弱、头晕耳鸣的妊娠期便秘患者食用。

3）酥蜜粥：酥油30 g，蜂蜜50 g，粳米100 g。先将粳米加水煮沸，然后兑入酥油和蜂蜜，煮成稠粥。适用于阴虚劳损的妊娠期便秘患者食用。

4）柏子仁粥：将柏子仁30 g洗净，去杂，捣烂，加粳米100 g煮粥，食时兑入蜂蜜适量。适用于患有心悸、失眠的妊娠期便秘患者食用。

5）无花果粥：无花果30 g，粳米100 g。先将粳米加水煮沸，然后放入无花果煮成粥。服时加适量蜂蜜和砂糖。有痔疮的妊娠期便秘患者可食用无花果粥。

6）当归芝麻糊：黑芝麻90 g，杏仁60 g，粳米90 g，当归12 g，白糖适量。黑芝麻、杏仁、粳米磨成糊状，加入当归、白糖熬煮成糊状即成。每日1次，连服5日。或黑芝麻30 g，粳米100 g。将黑芝麻淘洗干净，晾干，炒熟，研碎，与粳米同煮成粥即可，养血润肠通便。

2.药物治疗

（1）用药注意事项：妊娠期女性属于一类特殊人群，对药物安全性的要求显著高于其他人群。只有非药物治疗手段无效时才考虑行药物治疗。而传统的缓泻药可能会引起肠蠕动加快，刺激子宫收缩，使流产或者早产发生的风险增加。在行灌肠治疗时，治疗中禁用软皂水或盐水大量灌肠，以防引起子宫收缩而致早产，更不能用药力峻猛的攻下药。要慎用口服润滑性的泻药，如蓖麻油、石蜡油等，这样会影响肠道对营养成分的吸收，影响对脂溶性维生素（A、D、E、K）的吸收，服用导泻药或者强刺激作用的润肠药，会使胃肠蠕动增强引起子宫收缩，导致流产或早产。

（2）常用药物

1）小麦纤维素（非比麸）：有学者报道小麦纤维素对妊娠期女性便秘的治疗效果好，且用药安全性高。小麦纤维素颗粒中不可溶性纤维素含量高，具有很强的水结合能力，可吸附大量水分，使大便的硬度正常化；且小麦纤维素吸水后具有很好的膨胀功能，可增加大便的体积和重量，从而促进肠蠕动，缩短大便在肠道的运转时间，使得大便排出更加顺畅；小麦纤维素同时又可作为肠内益生菌的发酵底物，促进益生菌的生长，有效改善肠道菌群分布。

2）乳果糖：另有研究报道，乳果糖对妊娠期女性便秘有着良好的临床疗效，耐受性良好且用药安全性高。乳果糖是一种人工合成的双糖，不被小肠吸收，导致肠腔内形成渗透梯度，保留肠腔内的水分，完整到达结肠后在结肠内经细菌作用转变为乳酸和醋酸，可使粪便软化，因而增加肠内容物体积和肠蠕动，促进排便；因其还是一种益生元，可增加肠道中的益生菌，如双歧杆菌和乳酸杆菌及短链脂肪酸，减少拟杆菌、梭状芽孢杆菌和肠杆菌的数量，降低粪便中致癌酶的活性，产生对机体有益的作用。

3）益生菌：另外，益生菌对治疗妊娠期女性便秘亦有良好的疗效。如双歧杆菌三联活菌胶囊适用于孕中晚期便秘患者，它可直接补充人体肠道的正常生理性菌群，改善肠道微环境，减少肠源性毒素的产生和吸收。另外，因其代谢产物为醋酸和乳酸，可使肠道 pH 值下降，肠腔内渗透压增加，水分增加，肠蠕动加快，粪便得以及时排出。且双歧杆菌三联活菌胶囊属 B 类药，对胎儿毒副作用小，且孕中晚期时，胎儿基本成形，发生胎儿畸形机会少。

3. 中医辨证治疗

妊娠期女性脏腑、经络的阴血下注冲任以养胎元，故"血感不足，气易

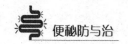

偏盛"。妇产病本以补肾滋肾、疏肝养肝、健脾和胃、调理气血为治则，妊娠期发生便秘尤应注意滋肾、健脾、调理气血。应注意的是，妊娠期间用药尤应谨慎，凡峻下、滑利、祛爽、破血、耗气、散气，以及一切有毒药品宜慎用或禁用。在病情需要的情况下，也可适当选用药物，严格掌握剂量，并"衰其大半而止"，以免动胎、伤胎。同时，注意治病与安胎并举。

（1）**血虚阴亏**：滋阴补血润燥。四物汤（熟地黄、白芍、川芎、当归）去川芎、当归，加肉苁蓉、柏子仁、火麻仁。兼阴虚火旺者用人参麦冬散（人参、麦冬、茯苓、黄芩、知母、生地黄、炙甘草、竹茹）加桑葚、肉苁蓉、柏子仁、火麻仁。

（2）**血热肠燥**：育阴清热润燥。①保阴煎（生地黄、熟地黄、白芍、山药、续断、黄芩、黄柏、甘草）加桑葚、决明子、火麻仁。②大黄 90 g，槟榔 45 g，赤茯苓 60 g，炒枳壳 45 g，炒诃子 90 g，大腹皮 45 g。③当归 60 g，川贝母 60 g，苦参 60 g。

（3）**肺脾气虚**：益气固冲润肠。八珍汤（熟地黄、白芍、当归、川芎、党参、白术、茯苓、甘草）去川芎、当归，可加黄芪、火麻仁、白蜜等。

（4）**气机郁滞**：疏肝行气通便。逍遥散（柴胡、当归、白芍、白术、茯苓、甘草、煨姜、薄荷）去当归，加紫苏梗、决明子，郁而化热者加栀子、黄芩。

4.验方治疗

方 1：蒲公英干品或鲜品 60 ~ 90 g，加水煎至 100 ~ 200 mL，鲜品煮 20 min，干品煮 30 min，每日 1 剂饮服。

方 2：当归、莱菔子各 20 g，蜂蜜 200 g。制成膏剂，每服 50 g，每日 2 次。

方 3：白术散，取生白术粉碎成极细末，每次服用白术散 10 g，每天 3 次。

方 4：桑葚 50 g，加水 500 mL，煎煮成 250 mL，加适量冰糖，以上为 1 日量，每日服 1 次，5 天为 1 个疗程。

方 5：大黄 90 g，槟榔 45 g，赤茯苓 60 g，炒枳壳 45 g，炒诃子 90 g，大腹皮 45 g。上为散，每服 6 ~ 9 g，葱白煎汤，去滓温服。

方6：当归60 g，川贝母60 g，苦参60 g。煎服。

方7：在清晨空腹时及午饭前后各服半杯生的土豆汁，加些蜂蜜更好。

方8：胡萝卜500 g，挤汁，加蜜糖15 g，水适量，炖半小时后服用，每天1次，连服数次。

5. 茶饮治疗方

方1：胖大海5枚，放在茶杯或碗里，用沸水约150 mL冲泡15 min，待其发大后，少量分次饮服。

方2：连翘茶。取连翘15 ~ 30 g，煎沸当茶饮，每日1剂。

方3：决明子3 ~ 6 g，泡水代茶饮。

方4：四仁润肠茶。炒杏仁、柏子仁、松子仁、火麻仁各10 g。用500 mL沸水冲入，加盖浸泡15 ~ 20 min即可，当茶喝。

方5：桑冰饮。桑葚40 g，冰糖15 g。沸水泡15 min饮服。

方6：用茭白煎水代茶饮。茭白，又称菱笋，富含蛋白质、糖类、维生素B_1、维生素B_2、维生素C、钙、磷、铁、锌及粗纤维素等营养成分。

6. 其他治疗

可指导妊娠期女性做腹部按摩，用示指、中指、无名指在腹部依结肠走行方向，由升结肠向横结肠、降结肠至乙状结肠做环形重复按摩，可以刺激肠蠕动，帮助排便。还有研究报道，耳穴贴压法亦有一定的疗效。便秘是妊娠期女性常见的并发症，建议患者首先通过改变生活方式来防治，若上述措施效果欠佳，再考虑其他治疗方法，但应禁用刺激性泻药，否则会致肠道蠕动增加，子宫强烈收缩，引起早产或流产。

三、哺乳期女性便秘的病因

1. 胃肠功能降低

产后1 ~ 2周，胃液中盐酸分泌少，胃肠肌张力及蠕动力减弱，加之卧床时间长，运动减少，使肠蠕动缓慢，肠内容物在肠内停留时间延长，水分被过度吸收而大便干结。

2. 腹壁和盆底肌肉松弛

经过妊娠及分娩过程，腹肌及骨盆肌肉松弛，排便力量减弱。

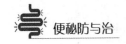

3. 精神及心理因素

会阴伤口疼痛，分娩时引起会阴裂伤，反射性抑制排便动作。痔疮疼痛，产时因先露压迫可使原有的痔疮充血、肿胀，使患者不敢排便。剖宫产腹部伤口的疼痛，产后肠胀气引起的腹痛，以及子宫复旧引起的疼痛都使产妇害怕增加腹压而不敢排便，故而导致大便水分被再吸收而干结，增加排便困难。

4. 饮食量不足及食物中缺少纤维素

因产时体力消耗引起脱水及褥汗多使产妇在产后 1 ~ 3 天常感口渴，所以喜进汤食，加之食欲不佳，进食量少，尤其是食物中纤维素含量不足，更易引起便秘。

四、预防措施

1. 适当加强运动

经阴道自然分娩的产妇，应于产后 6 ~ 12 h 内起床稍微活动，第 2 天可在室内自由活动，并可做产后保健操，会阴有伤口或行剖宫产者，可推迟到第 2 或第 3 天起床稍事活动，待拆线后伤口不感疼痛时，也应做产后保健操。尽早适当运动及做产后保健操，有助于体力恢复，加快肠蠕动，增强胃肠功能，促进排便；而且还能使盆底及腹部肌肉张力恢复，避免腹壁皮肤过度松弛；缩肛动作还能锻炼盆底肌肉及筋膜，增加排便力量。

2. 疼痛护理

解除产妇对排便疼痛的顾虑，鼓励产妇及时排便，产生便意时不能忍耐，养成按时排便的好习惯，有伤口者，每日检查伤口有无红肿硬结及分泌物，并定时擦洗和换药，保持伤口清洁、干燥。对有痔疮的产妇，要及时治疗痔疮。对于子宫复旧引起严重疼痛的产妇，可行中西医治疗，以减少疼痛使产妇增强排便的信心。

3. 饮食方面

鼓励产妇多饮水及汤汁，多吃蔬菜等含纤维素丰富的食物，保证饮食富有营养，并有足够热量和水分。

4. 腹部按摩

在乙状结肠部，用右手示指、中指、无名指深深按下，由近心端向远心端做环状按摩可帮助排便，还能促进子宫收缩复旧。

5. 口服缓泻剂和简易通便法

必要时可口服蜂蜜、导泻药物。若已发生便秘则可用简易通便法，如开塞露、甘油栓、肥皂栓塞肛以刺激肠蠕动、软化粪便，以达到通便目的。

6. 灌肠和人工取便法

由于较长时间的便秘，大量的粪便淤积在直肠内，加之肠腔吸收水分过多而使粪便变得干硬，此时要灌肠，刺激肠蠕动，软化和清除粪便。当灌肠或通便仍无效时，则需采用人工取便法，以解除产妇的痛苦。

7. 饮食疗法

食物中缺少纤维素是产后妇女发生便秘的原因之一。高纤维膳食是治疗和预防便秘的最好方法。产后妇女在饮食中应增加新鲜的水果、粗粮等高纤维素食物，禁食辛辣、油腻、刺激性食物，并增加水分的摄入。

（1）食疗验方

1）黑芝麻

推荐理由：含大量脂肪，包括油酸、亚油酸、棕榈酸、花生酸等甘油酯，可润肠通便。同时钙含量高，防止产后钙质流失而致便秘。

用法用量：10 ~ 20 g。

食用注意：便溏腹泻者忌食。

·黑芝麻糙米粥

材料：糙米 100 g，黑芝麻 20 g，白糖 20 g。

做法与用法：糙米洗净沥干。锅中加水 700 mL，煮开，放入糙米搅拌一下，待煮沸后改中小火熬煮 45 min，放入黑芝麻续煮 5 min，加白糖煮溶即成。

功效：健脾祛湿，润肠通便。

·芝麻树枝棒

材料：白吐司 1 条，融化奶油 100 g，黑芝麻 15 g，白糖 15 g。

做法与用法：将白吐司顺着较长的一侧切下 2 片长方形吐司，每片再纵切成 5 等份的细长形吐司棒。将吐司棒表面涂上一层融化奶油，撒上黑芝麻、白糖，再将吐司芝麻棒放入烤箱，烤至金黄即可。

功效：滋阴润燥，滑肠止血。

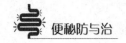

·黑芝麻枣粥

材料：粳米 200 g，黑芝麻 50 g，大枣 30 g，白糖 20 g。

做法与用法：①黑芝麻炒香，碾成粉。②锅内水烧热后，将粳米、黑芝麻粉、大枣同时放入锅中，先用大火烧沸，再改用小火熬煮成粥。食用时加白糖调味即可。

功效：补肝肾，润五脏，通大便。

·山药芝麻糊

材料：怀山药 15 g，黑芝麻 120 g，玫瑰糖 6 g，鲜牛奶 200 g，粳米 60 g，冰糖 15 g。

做法与用法：①将粳米洗净，用清水浸泡 1 h，捞出滤干；怀山药切成小颗粒；黑芝麻炒香。将以上 3 味药放入盆中，加水和鲜牛奶拌匀，磨碎后滤出细蓉待用。②锅中放入冰糖加清水，溶化过滤后烧开，将由粳米、怀山药、黑芝麻磨碎滤出的细蓉慢慢倒入锅内，加玫瑰糖，不断搅拌，熟后起锅即成。

功效：滋阴补肾，益脾润肠。

·枸杞黑芝麻粥

材料：黑芝麻 30 g，大米 80 g，糯米 20 g，枸杞子 10 g，糖桂花 1 勺，冰糖 1 勺。

做法与用法：①所有材料洗净，枸杞子泡软，糯米要提前浸泡 2 h。②将水煮开后，放入大米和糯米、黑芝麻。③用小火将粥煮得黏糯后，放入冰糖和枸杞子再煮约 15 min 即可。④吃时浇上一勺糖桂花。

功效：补益肝肾，益气养血，滋阴润肠。

·芝麻核桃首乌汤

材料：黑芝麻 50 g，桑葚 20 g，核桃仁 50 g，杏仁 5 g，何首乌 5 g，陈皮 5 g，牛肉 100 g，盐少许。

做法与用法：①将黑芝麻（不加油）炒至有香味，其他材料用清水浸洗。牛肉洗净后、切片。②把所有材料放入开水中煲 1 h，加盐调味即可。

功效：益智补脑，润肠通便。

·芝麻梨子汤

材料：雪梨 200 g，大枣（干）15 g，黑芝麻 40 g，柠檬 15 g，鸡蛋 50 g，

白糖 20 g。

做法与用法：将黑芝麻拣去杂质，洗净放搅拌器内搅成糊状；雪梨洗净，切滚刀块；大枣洗净，去核；炒锅放在火上，倒入适量清水，下入大枣稍煮，再下入雪梨块、柠檬片煮 10 min。磕入鸡蛋，待鸡蛋熟后加入黑芝麻及少许白糖，搅匀稍煮即成。

功效：清润通便，益肤防老。

·京拌芝麻莴笋

材料：莴笋 200 g，生鱼片 50 g，黑芝麻 50 g，香油 8 g，盐少许。

做法与用法：①将莴笋去皮、洗净、切片，放入沸水中焯熟，排入盘中备用。鱼片洗净、焯熟沥水，排放到莴笋上。黑芝麻炒香。②将盐、黑芝麻、香油加入鱼片及莴笋上拌匀，即可上桌食用。

功效：开胃消食，润肠通便。

·凉拌芝麻牛蒡

材料：牛蒡根 300 g，黑芝麻 10 g，白芝麻 10 g，白糖 8 g，醋 8 g，香油 5 g。

做法与用法：①将牛蒡根去皮，洗净切丝，放入滚水中烫熟，捞出沥干，装入碗中。②待牛蒡根放凉，加白糖、醋搅拌均匀，再放入黑芝麻和白芝麻略拌一下，食用时淋上少许香油即可。

功效：清热，解毒，祛湿，通便。

·桂花芝麻糕

材料：糯米粉 100 g，栗子泥 100 g，青豆 100 g，黑芝麻 20 g，大枣泥 20 g，瓜子仁 20 g，松子仁 20 g，青梅丝 5 g，红糖适量，糖桂花少许。

做法与用法：①将青豆炒香，研粉，备用。瓜子仁、松子仁、黑芝麻炒香。②将青豆粉、糯米粉、栗子泥、大枣泥及红糖和成泥，放到模具里做成饼模，再放到蒸锅里蒸 30 min，待凉，再撒上瓜子仁、松子仁、黑芝麻、青梅丝、糖桂花即可。

功效：健脾养胃，益气通肠。

2）黑木耳

推荐理由：黑木耳中含有丰富的膳食纤维和植物胶质，能促进胃肠蠕动，

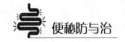

达到通便的功效。它还具有独特的止血和活血双向调节作用，所以又有"天然抗凝剂"之美称。

用法用量：泡发黑木耳 50 ~ 100 g。

食用注意：生木耳不能吃。有出血性疾病的人不宜食用，孕妇不宜多吃。

·木耳金针乌鸡汤

材料：净乌鸡 1 只（约 500 g），黑木耳（鲜品）35 g，金针菇（鲜品）50 g，料酒 5 g，盐适量。

做法与用法：①将乌鸡洗净，切成块；黑木耳、金针菇分别用清水洗净，去掉硬根。②将乌鸡、木耳、金针菇一齐放入炖盅内，加入料酒，再加适量清水，盖上盖子置蒸锅内，大火上汽后改用小火隔水炖 1 h，最后加盐调味即可。

功效：补中益气，清肠解毒。

·黑木耳炒黄花菜

材料：木耳 20 g，黄花菜 80 g，葱花 5 g，盐、水淀粉适量，味精、香油少许，植物油 20 g。

做法与用法：①木耳用清水泡发，去杂洗净，撕成小片；黄花菜用温水泡发，去杂洗净，挤去水分，切成段。②锅中放植物油烧热，放入葱花煸香，放入黄花菜、木耳煸炒均匀，加入盐、味精，翻炒至原料入味，用水淀粉勾芡，淋入香油即可。

功效：排毒清肠，安五脏，防便秘。

·木耳炒鱼片

材料：黑木耳 50 g，鲤鱼中段 100 g，植物油 20 g，料酒 10 g，生粉 20 g，食盐、鸡精少许。

做法与用法：①鲤鱼中段，去除鱼皮，片下鱼片，用食盐、料酒、生粉搅拌一下，放置 10 min。黑木耳用温水泡发，洗净去蒂。②锅里放清水，煮沸后，下鱼片焯一下盛起，沥干水（这一步要轻轻地，不要让鱼片碎掉）。黑木耳用开水煮熟，待用。③锅里放植物油，下鱼片滑炒，放黑木耳，再放盐、鸡精翻炒均匀，盛出即可。

功效：补血活血，降脂降压，清胃涤肠。

· 木耳炒肉片

材料：猪瘦肉 100 g，黑木耳（湿热）200 g，冬笋 15 g，植物油 25 g，葱花 5 g，蒜末 5 g，料酒 10 g，蚝油 10 g，生抽 5 g，水淀粉、盐适量。

做法与用法：①猪瘦肉洗净，切成薄片，放入碗中，用料酒、生抽和水淀粉拌匀上浆；黑木耳洗净、撕开；冬笋洗净、切片。②锅中放植物油烧热，放入葱花、蒜末、肉片煸炒至变色，放入黑木耳、冬笋翻炒，加盐、蚝油，继续翻炒至原料断生，用水淀粉勾芡即可。

功效：补虚养血，滋阴润燥。

· 陈醋四拌

材料：泡发黑木耳 200 g，火腿 50 g，干豆腐皮 50 g，香菜 50 g，蒜蓉 15 g，陈醋、白糖各 10 g，盐、鸡精少许。

做法与用法：黑木耳洗净，豆腐皮、火腿切成寸条，香菜洗净、切成寸段，加入所有调味料即成。

功效：消食化积，促进肠蠕动。

· 凉拌核桃黑木耳

材料：黑木耳 150 g，核桃碎 50 g，青、红辣椒 10 g，姜、蒜各 5 g，醋、酱油各 10 g，香油 5 g，盐、味精少许。

做法与用法：①黑木耳洗净后撕小块，青、红辣椒切丝，姜、蒜切末。②黑木耳和青、红辣椒丝焯水，核桃碎用小火炒香。③碗中放入黑木耳，青、红辣椒丝，核桃碎，加入姜、蒜末、醋、酱油、香油、盐、味精少许。

功效：补血养心，清涤胃肠，润燥通便。

· 木耳芹菜

材料：芹菜 300 g，黑木耳 100 g，植物油 10 g，生姜 10 g，葱 10 g，花椒 2 g，白糖 20 g，香油 10 g，味精、盐各少许。

做法与用法：①黑木耳清洗干净，撕成小片。将芹菜洗净、切段。姜、葱洗净，分别切成片。②锅中下水烧开，将黑木耳和芹菜分别放到锅内焯几分钟，沥水，放入碗中。用植物油将生姜、葱、花椒爆香，去掉炸过的姜、葱、花椒，将油浇在盛有木耳和芹菜的碗中。加入白糖、味精、盐调味，最后浇上香油即可。

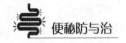

功效：清热除湿，降血压，润肠道。

·木耳炒牛肉

材料：黑木耳 50 g，牛肉 100 g，植物油 20 g，生粉 20 g，料酒 10 g，盐、鸡精少许。

做法与用法：①将牛肉洗净切成片，用盐、料酒、生粉拌匀，腌制 10 min；黑木耳用温水泡发，去掉硬根后洗净，用开水汆熟。②炒锅置火上，放植物油，烧至五成热后下牛肉片，轻轻滑炒 1 min，放入黑木耳、盐、鸡精，炒匀即可。

功效：滋养脾胃，强健筋骨，益气通便。

·海参烧黑木耳

材料：海参 200 g，木耳（水发）50 g，西芹 10 g，大葱 10 g，植物油 20 g，姜 5 g，盐少许，鸡汤适量。

做法与用法：①将发透的海参去肠杂，顺着切成薄片；木耳洗净后去杂质及根蒂；西芹洗净后切成 4 cm 长的段；姜切成片，葱切成段。②将炒锅置于武火上烧热，放入植物油，待油烧至六成热，加入姜片、葱段爆香，再加入海参、木耳、西芹、盐炒匀。③放入鸡汤，用文火煮 25 min 即成。

功效：补肝肾，益气血，防血稠，滋阴润燥。

·黑木耳炒猪肝

材料：猪肝 250 g，木耳（干）30 g，大葱 5 g，姜 3 g，料酒 10 g，香油 1 g，淀粉（豌豆）5 g，植物油 20 g，盐、味精少许。

做法与用法：①将木耳用冷水泡发，去杂质后撕成朵状，清洗干净；猪肝洗净后切成薄片；葱切末，姜切丝；淀粉加水调成水淀粉；把猪肝片用湿淀粉拌均匀；猪肝在热水中焯一下，控净水分。②锅内放植物油，旺火烧至八成热，把猪肝片下入油锅内炒数下；加料酒、葱末姜丝、盐，再煸炒至猪肝熟透，倒漏勺里。③锅留底油，用旺火翻炒木耳，炒至木耳亮滑透香时，把猪肝倒回炒锅，随即加入味精、香油适量，拌和均匀即成。

功效：清热润肠，养肝明目，补气活血。

（2）药膳粥

1）核桃粥：取核桃仁 4 个，粳米 100 g。将核桃仁捣烂，同粳米一起煮成粥。适用于体虚肠燥的产后便秘患者食用。

2）红薯粥：红薯 50 g，小米 50 g。加清水适量，用武火烧沸后，转用文火煮至米烂成粥食用。

3）苁蓉羊肉粥：取肉苁蓉 20 g，水煎取汁，加精羊肉、大米各 60 g，煮为稀粥，调味服食。适用于因虚致便秘者。

4）木瓜雪梨粥：木瓜 250 g，雪梨 250 g，枸杞子 8 g，冰糖 20 g，用武火烧沸后，转用文火煮 25 min，再放入枸杞子煮 7 min。

5）荠菜莲藕粥：荠菜 100 g，鲜藕 250 g，糯米 50 g。糯米、藕块放入水中，煮开后改小火熬煮 1 h，将荠菜倒入粥中放盐调味，大火煮 5 min 至粥稠后即可。

参考书籍

[1]陈淑华，王崇才. 便秘患者的家庭养护 [M]. 北京：科学技术文献出版社，2008.

[2]张薇. 便秘诊治与调养 [M]. 北京：金盾出版社，2014.